#dkkontrovers

Macht die Medizin uns krank?

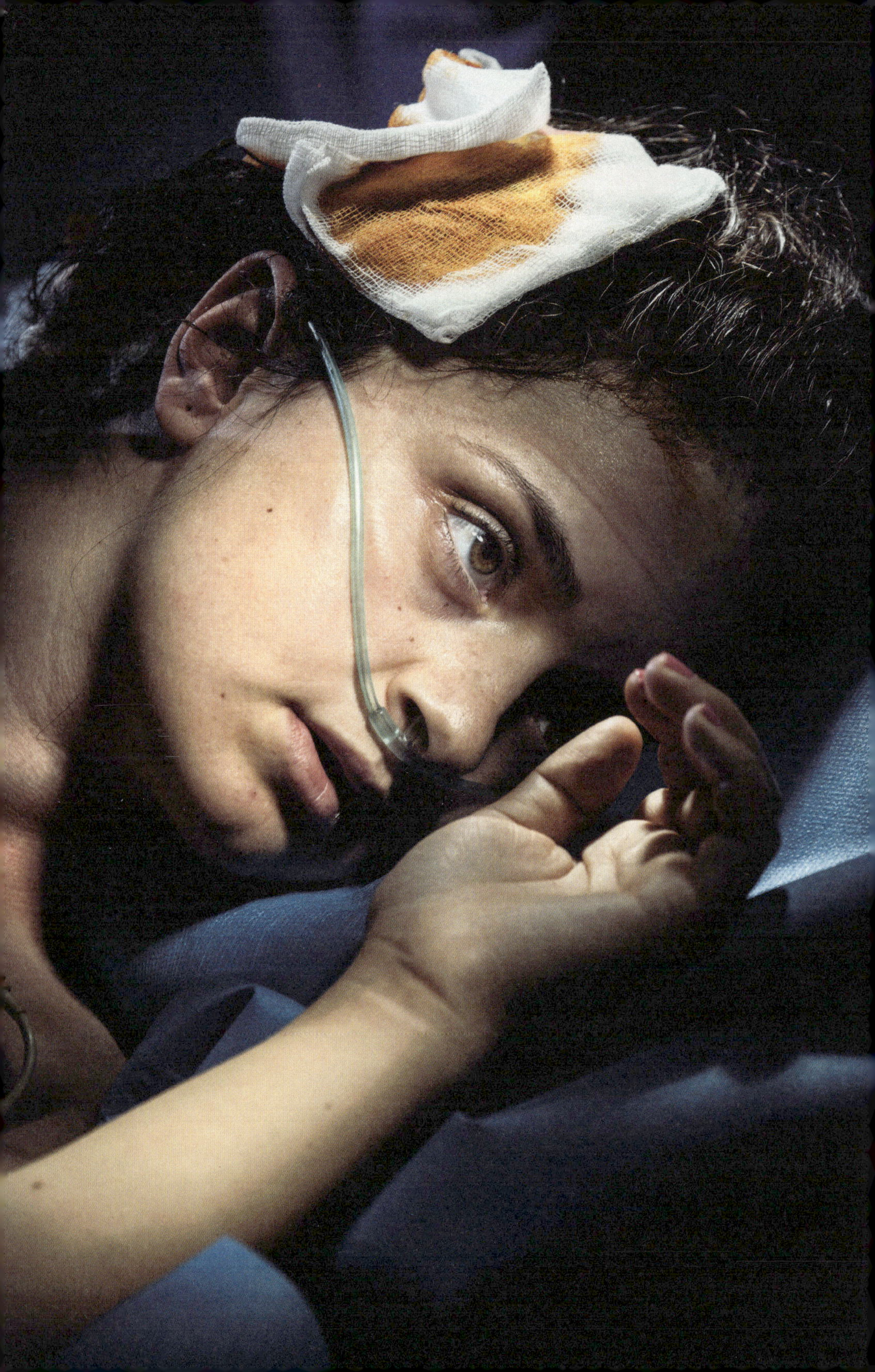

#dkkontrovers

Julian Sheather

Macht die Medizin uns krank?

Große Fragen des 21. Jahrhunderts

Über 160 Abbildungen

DK

Herausgeber:
Matthew Taylor

Inhalt

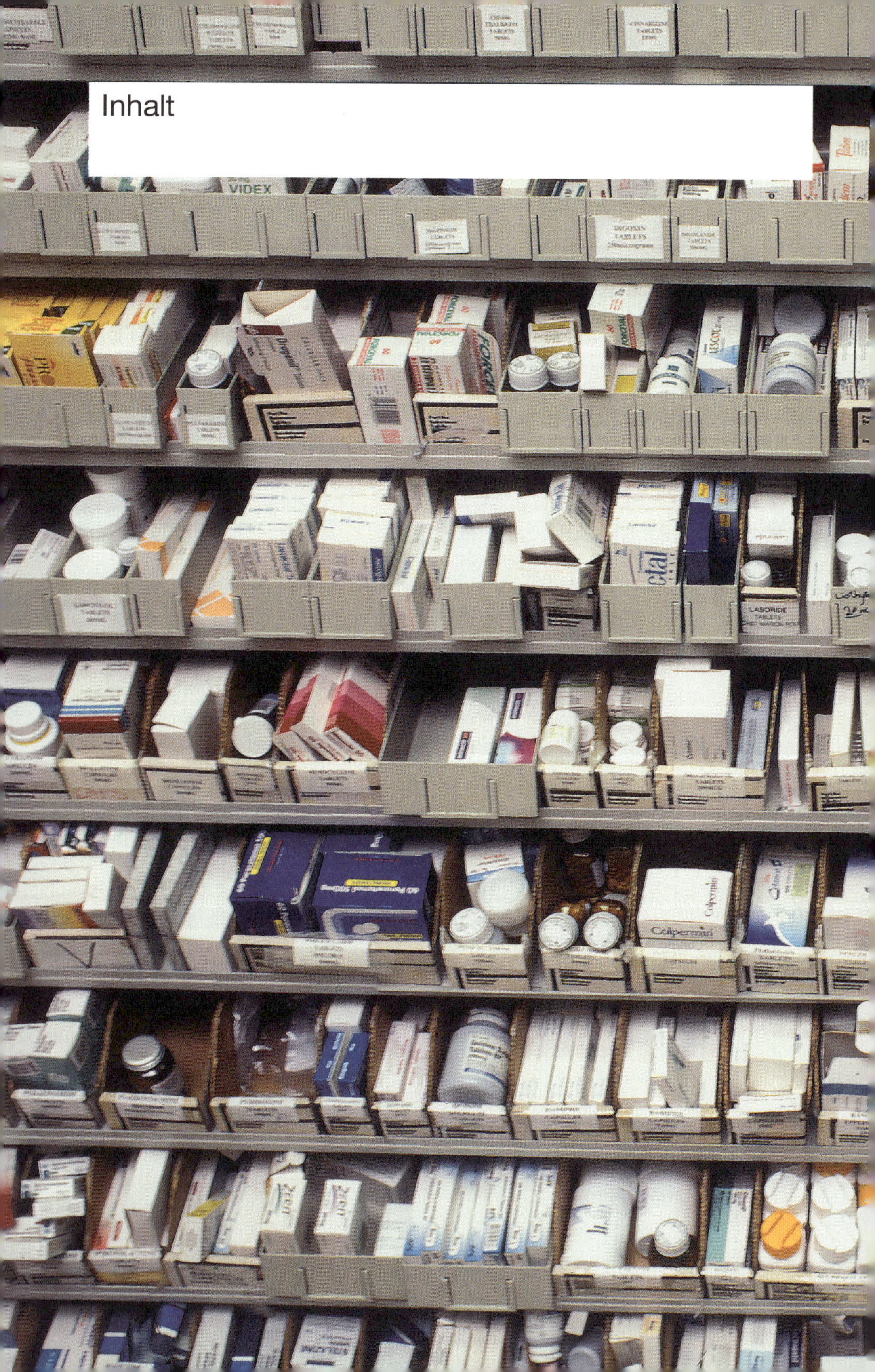

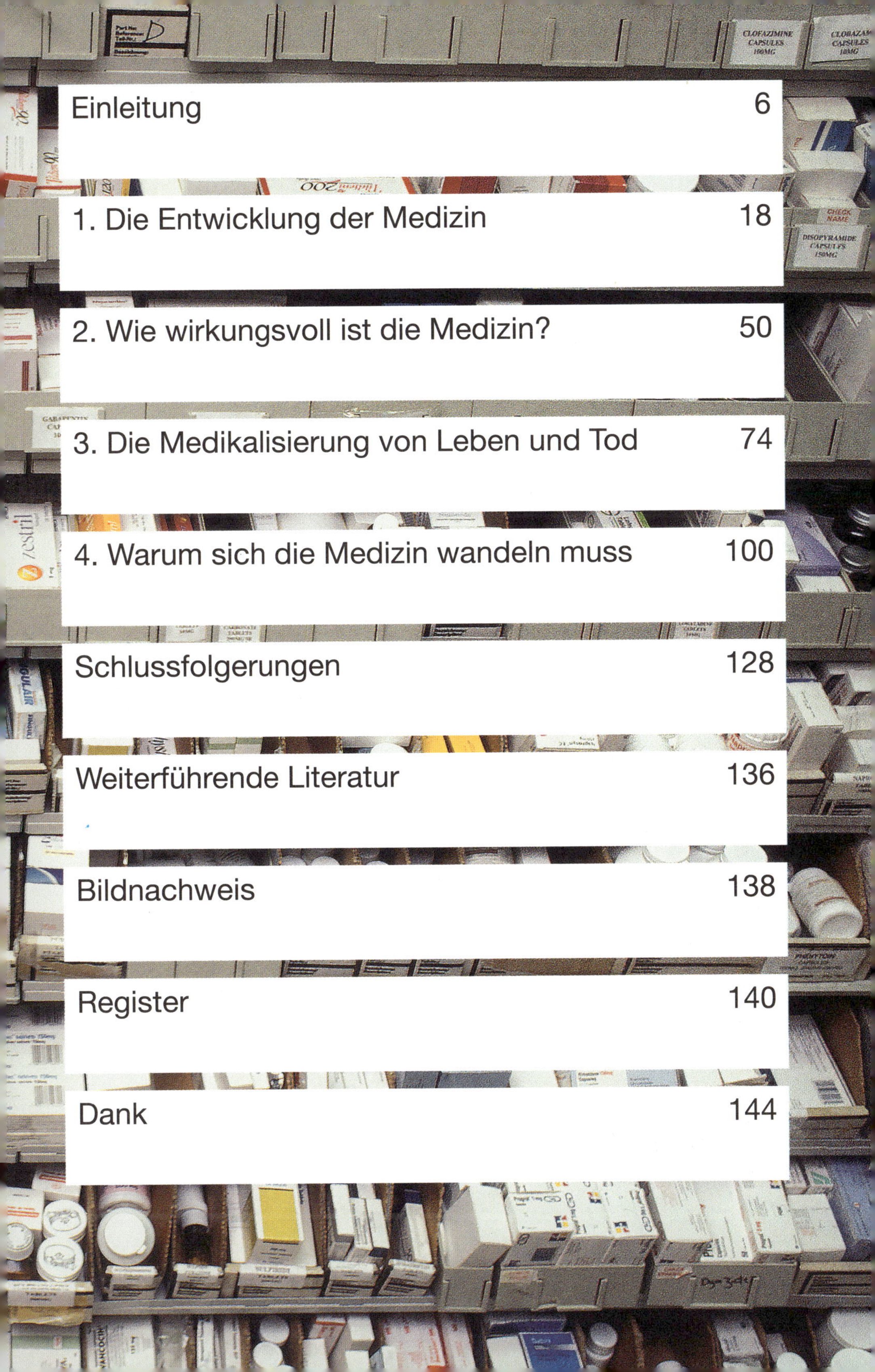

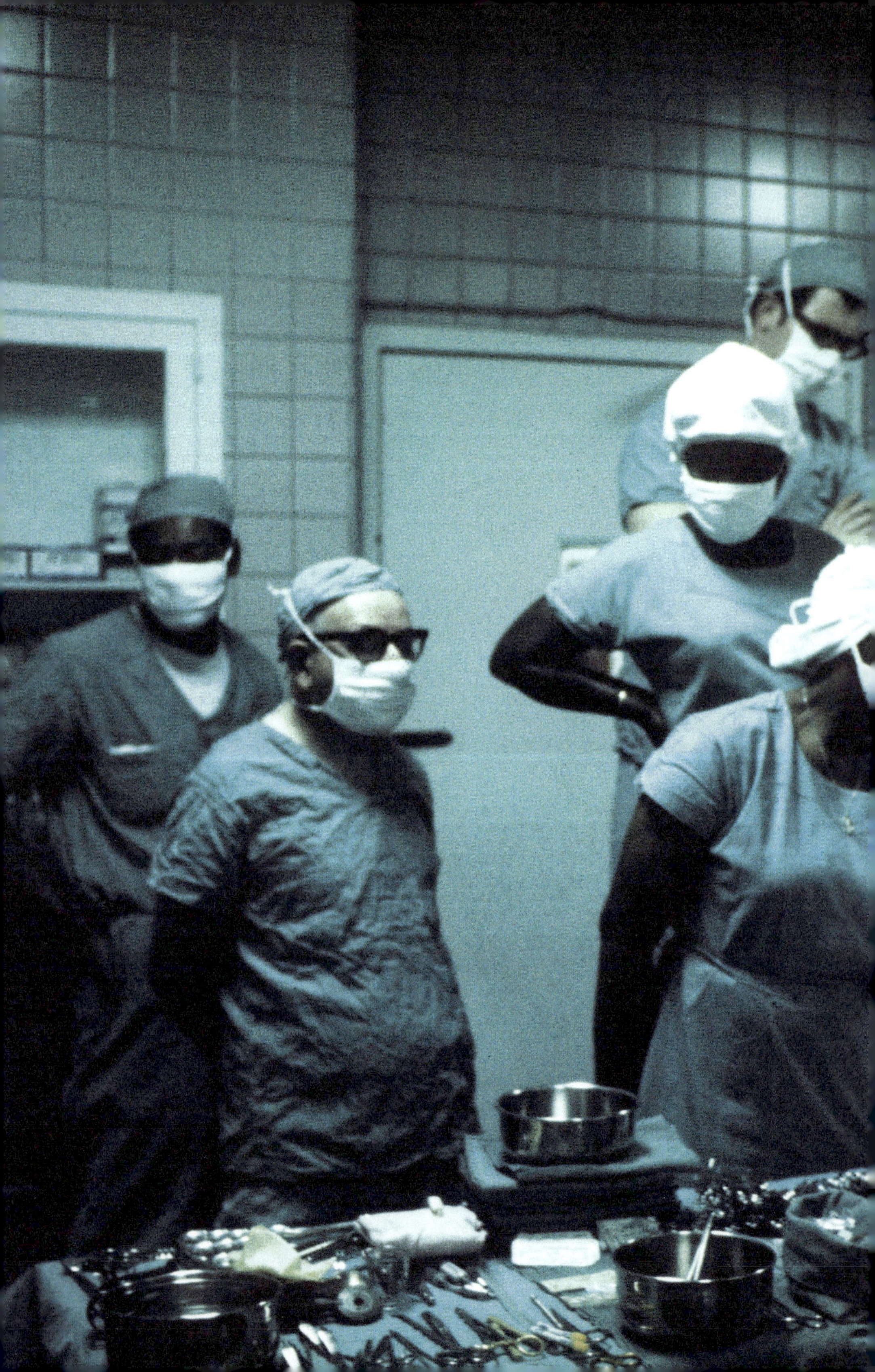

Einleitung

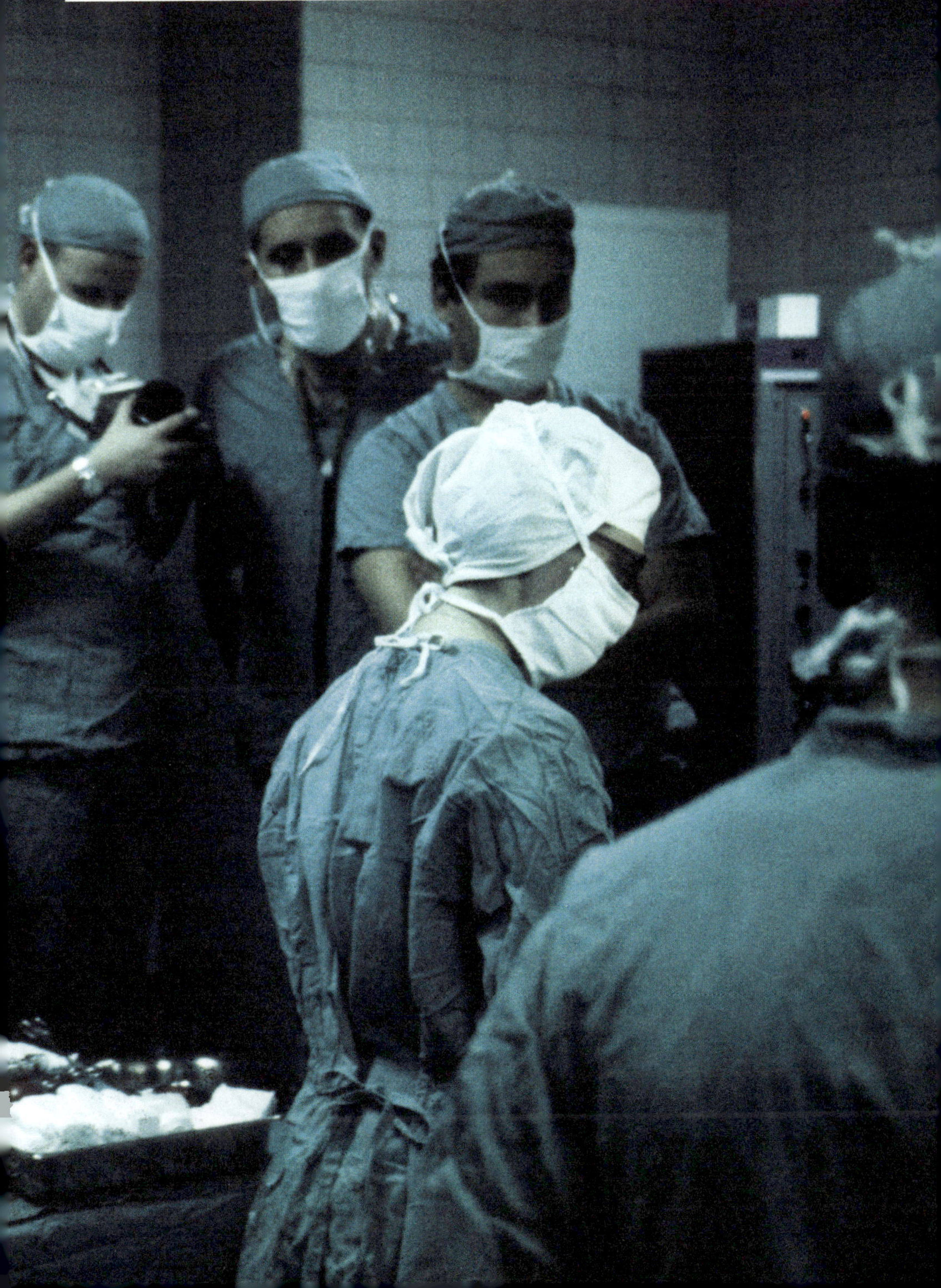

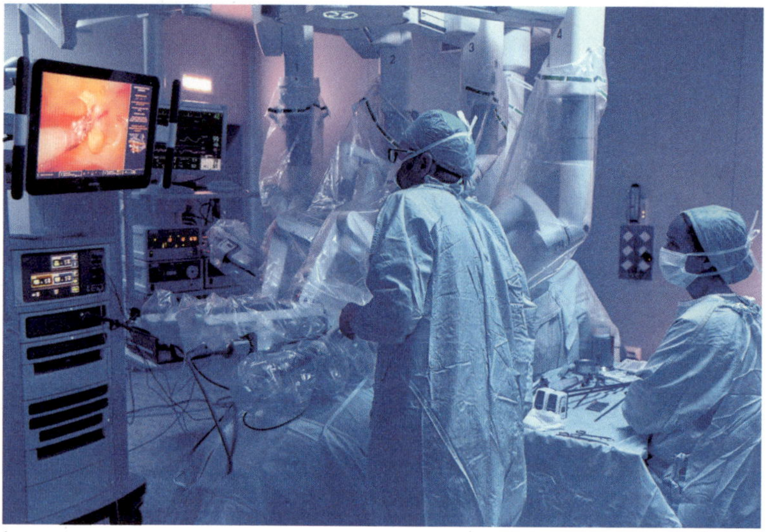

A

A Die medizinische Technologie ist weit fortgeschritten – hier eine Prostataoperation mit einem Da Vinci-Operationsroboter. Fraglich ist aber, ob sie kosteneffektiv und nachhaltig eingesetzt wird.

B Warnschilder fordern Krankenhausmitarbeiter und Besucher auf, sich die Hände zu waschen. Strikte Hygiene ist wichtig, um der Ausbreitung von Krankenhauskeimen vorzubeugen.

Die westliche Medizin besitzt weltweit eine Vormachtstellung.

Das hat mit der politischen und wirtschaftlichen Stellung der westlichen Industriestaaten zu tun, denn heute sind die größten Unternehmen im Medizinsektor weltweit tätig. Es ist aber auch ihren enormen Erfolgen zu verdanken. Westlichen Medizinern ist die erste Herztransplantation gelungen und sie haben die Kinderlähmung besiegt. Wir verdanken ihnen Antibiotika, Impfstoffe und Gentherapie. Sie haben die Lebenserwartung der Menschen beträchtlich gesteigert. Nahezu wöchentlich berichten die Medien von neuen revolutionären Durchbrüchen. Im Idealfall sollte die Medizin Wissenschaft, ärztliche Fallbeurteilung und mitfühlende Pflege zum Nutzen des Patienten in Einklang bringen. Allerdings sind Kliniken und andere medizinische Einrichtungen auch Wirtschaftsunternehmen, die miteinander um das Prestige konkurrieren.

Nach dem Zweiten Weltkrieg waren viele Menschen in der westlichen Welt sicher, dass die Medizin ein Leben lang ihre Gesundheit gewährleisten würde. Zwar gab es immer Spannungen und Herausforderungen, aber generell war man überzeugt, die Medizin werde die größten Bedrohungen für die Gesundheit letztlich besiegen können. Man glaubte daran, dass das Gesundheitswesen im Krankheitsfall verlässlich sei, dass Ärzte heilten, wenn sie konnten, und linderten, wenn sie es nicht konnten.

Diese Überzeugung gerät nun ins Wanken. Wir waren von den technologischen Wundern der westlichen Medizin so fasziniert, dass wir erst spät ihre Nachteile erkannt haben. Nicht nur die Kosten steigen enorm, sondern auch die Erwartungen. Die USA investieren fast 20 % ihres Bruttoinlandsprodukts in das Gesundheitswesen, ohne damit eine umfassende Versorgung gewährleisten zu können. Mit den steigenden Erwartungen wächst auch das Bewusstsein für die Risiken. Medizin hat Nebenwirkungen. **Krankenhauskeime**, Unverträglichkeiten, postoperative Komplikationen oder **iatrogene Schäden** sind Risiken der Hightech-Medizin, die den Segnungen gegenüberstehen.

B

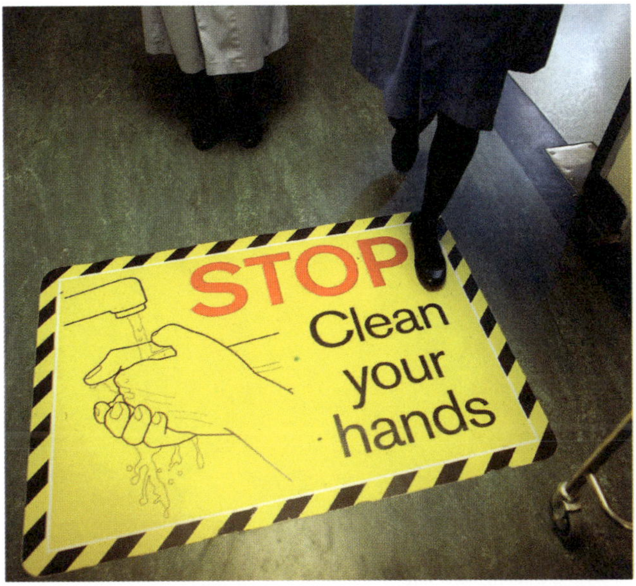

Krankenhauskeime Erreger, mit denen sich Patienten während eines Krankenhausaufenthalts infizieren und die oft resistent und darum schwierig zu bekämpfen sind.

Iatrogene Schäden Vom Griechischen *iatros* (Arzt) und *genic* (verursacht). Krankheiten oder Beschwerden, die auf eine ärztliche Behandlung zurückzuführen sind, z. B. Infektionen oder Nebenwirkungen von Medikamenten.

Durch übermäßigen Einsatz von Antibiotika nehmen Resistenzen alarmierend zu.

In den USA steigt die Abhängigkeit von verschreibungspflichtigen Opioiden und die Lebenserwartung sinkt durch Überdosierung. Wir erwarten von der Medizin Lösungen für Probleme wie Übergewicht, Diabetes, Herzkrankheiten, Alkoholismus oder Depressionen, für die auch Lebensgewohnheiten die Ursache sein können. Wir haben die Ursprünge von Gesundheit und Krankheit aus den Augen verloren und verlassen uns auf die Medizin als raffinierten, kostspieligen Reparaturbetrieb.

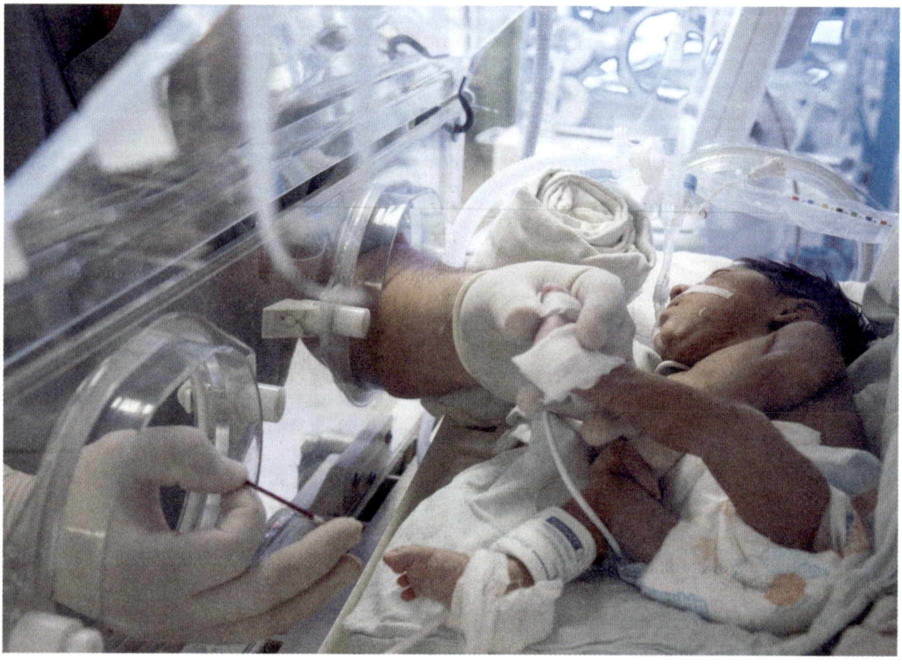

A

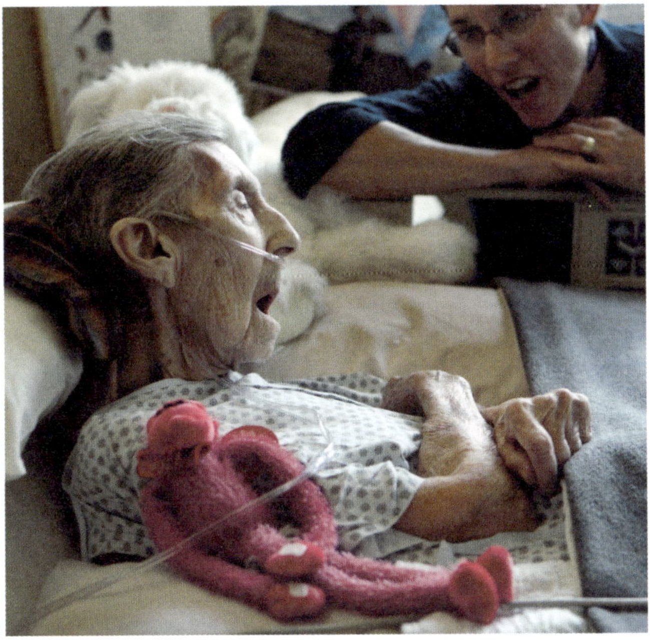

B

A Frühgeborenenstation am ISSS-Hospital in San Salvador. Durch gute medizinische Betreuung am Anfang des Lebens sind Säuglings- und Müttersterblichkeit erheblich gesunken. Darin liegt einer der größten Erfolge der Medizin.

B Eine sterbenskranke Patientin im Saint-John-Hospiz in Lakewood (Colorado, USA), in dem auch mittellose Menschen aufgenommen wurden. In Gesundheitssystemen, in denen es keine gesetzliche Krankenversicherung gibt, ist eine würdige Sterbebegleitung nicht für alle Bürger gewährleistet.

Die Medizin dringt in immer mehr Lebensbereiche vor. Was wir früher als normale Schwankungen des Befindens ansahen, gilt heute als Leiden, das behandelt werden muss. Entbindung, psychische Probleme in der Pubertät, Schüchternheit, Niedergeschlagenheit, Haarausfall und sogar das Altern werden zunehmend als medizinische Phänomene angesehen. Das kann bei einer Risikogeburt sinnvoll sein, wenn das Leben der Mutter in Gefahr ist. Aber es wirft auch die Frage auf, welche Befindlichkeiten zum normalen Spektrum gehören und welche als Krankheitssymptome gewertet werden müssen. Da die meisten medizinischen Behandlungen mit Risiken verbunden sind, sollten wir abwägen, womit wir leben können und wann wir ärztliche Hilfe brauchen. Selbst der Tod gilt nicht mehr als unausweichlich, sondern immer öfter als Versagen der Mediziner. Viele Menschen sterben auf Intensivstationen, angeschlossen an nimmermüde Apparate, traumatisiert. Das Leben ist von unermesslichem Wert, aber soll sein Ende so aussehen? Ist das ein Segen?

Mediziner heilen heute nicht nur Kranke. Sie behandeln Gesunde, um künftige Krankheiten zu vermeiden. Das klingt plausibel, denn Vorbeugen ist ja besser als Heilen. Aber stimmt das auch in jedem Fall?

Die Kontroverse über die Verordnung von Statinen zur Senkung des **LDL-Cholesterins** bei Patienten ohne Symptome hat die Frage aufgeworfen, ob der erhoffte Nutzen die zu erwartenden Nebenwirkungen rechtfertigt. Erhöht sich die Lebenserwartung, wenn Gesunden Medikamente verordnet werden, oder steigt dadurch die Zahl der Kranken? Wäre es nicht besser, auf Bewegung und richtige Ernährung zu achten und das Rauchen aufzugeben? Der Vorbeugungswert eines gesunden Lebensstils ist enorm, wird aber oft unterbewertet. Jahrhundertelang haben wir von den medizinischen Erfolgen profitiert. Jetzt könnten wir ihnen zum Opfer fallen.

Überwiegt der Nutzen noch den Schaden?

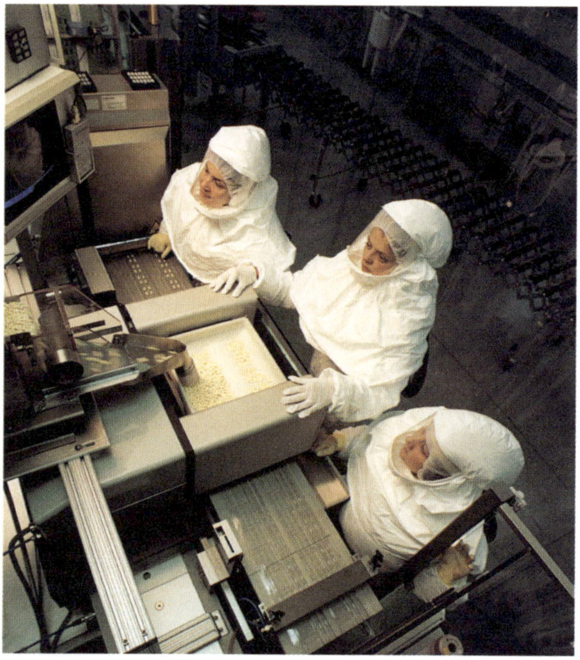

A

LDL-Cholesterin (Low-density lipoprotein) Wird häufig als das »schlechte« Cholesterin bezeichnet. Ein hoher LDL-Spiegel soll das Risiko für Herzerkrankungen steigern.

A Fabrikarbeiter überwachen die Herstellung von Medikamenten. Die Pharmaindustrie trägt entscheidend dazu bei, dass immer mehr Medikamente – und nicht nur zur Heilung – eingesetzt werden. Allerdings haben alle Medikamente Nebenwirkungen.

B Ein Fabrikarbeiter prüft am Fließband die Etiketten von Medikamenten. Immer öfter werden Medikamente eingesetzt, um das Wohlbefinden zu verbessern oder eventuelle künftige Krankheiten zu vermeiden.

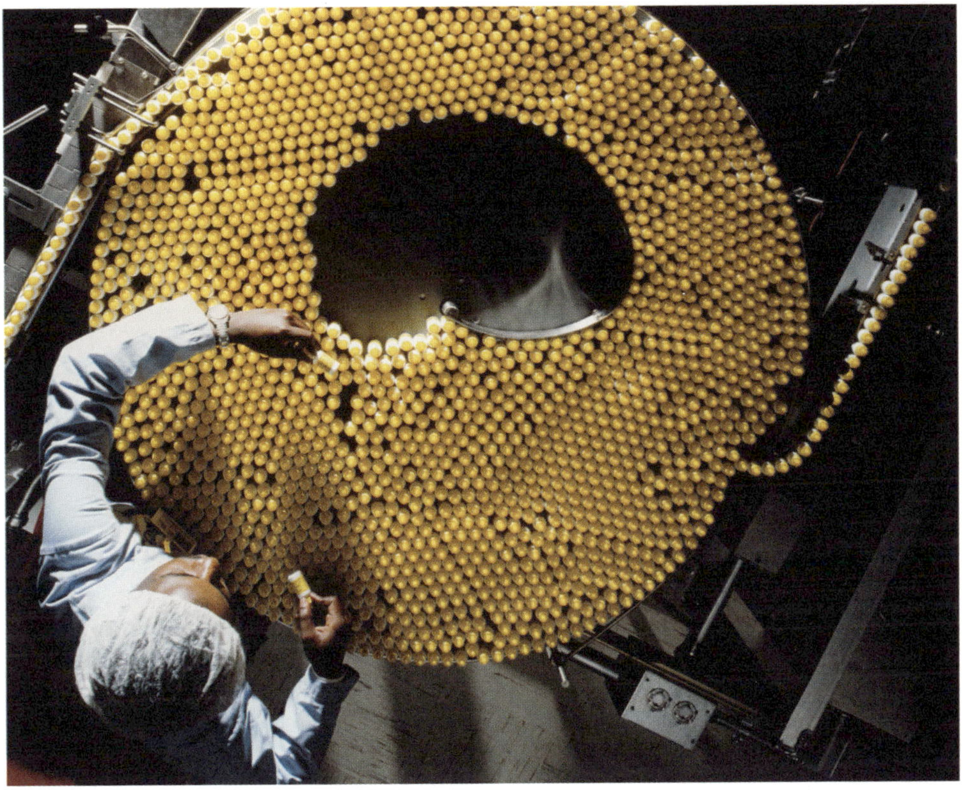

B

Die Medizin beschränkt sich nicht mehr auf Vorbeugung und Heilung von Krankheiten. Ihre Reichweite ist weitaus größer.

Das Ziel der Medizin war einmal, tödliche Krankheiten wie Cholera, Tuberkulose oder Kinderlähmung zu bekämpfen. Heute geht es auch darum, das Wohlbefinden zu steigern. Warum sollen wir uns auf Vorbeugung beschränken, wenn sich mit denselben Methoden die normalen Funktionen verbessern lassen? Wenn Medikamente gegen ADHS den Geist »normaler« Menschen schärfen können, warum sollen sie sie nicht nehmen? Und da geistige Leistungsfähigkeit so hoch bewertet wird, warum sollten wir sie nicht allen Schulkindern geben – neben Lehrbüchern und Computern?

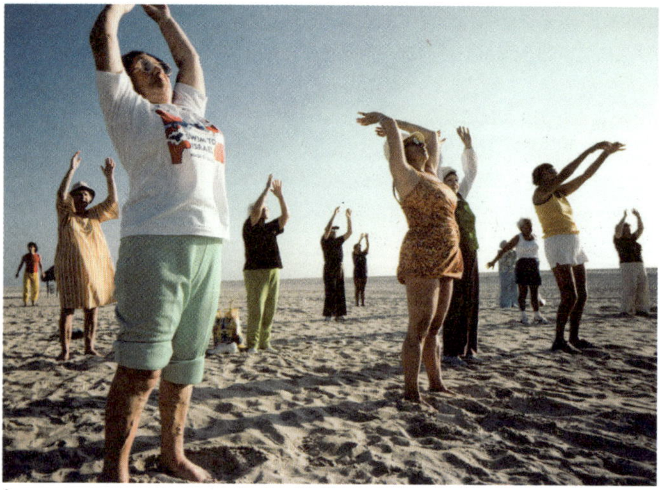

A

A Ein Gymnastikkurs für Senioren am Strand von Miami Beach (Florida), 1985. Bewegung ist ein Eckpfeiler guter Gesundheit, den die moderne Medizin nicht ersetzen kann.

B Katastrophenschutz-Mitarbeiter bergen den 20-jährigen Khaled Shaeri mit einem Gabelstapler aus seinem Haus in Jazan (Saudi-Arabien). Der Mann litt an krankhaftem Übergewicht (610 kg) und musste mit einem Hubschrauber ins Krankenhaus von Riad geflogen werden. Die Dringlichkeit, im Interesse der Volksgesundheit Hemmnisse für Bewegung und gute Ernährung zu beseitigen, wird weltweit zunehmend anerkannt.

Die Medizin zieht die Grenze nicht einmal mehr bei den Lebenden. Die Gentechnik ermöglicht Veränderungen über Generationen hinweg. Unerwünschte Merkmale können beseitigt und erwünschte herbeigeführt werden. Niemand hätte Einwände gegen das Verschwinden von **Chorea Huntington**. Dennoch ist die Gentechnik überaus umstritten, denn die Vielfalt der Menschheit ist ein hoher Wert. Können wir wirklich beurteilen, was wünschenswert ist, und was nicht? Und wer sollte solche tief greifenden Entscheidungen fällen? Dieser Aspekt der Medizin hat mit der mitfühlenden Behandlung Kranker nicht mehr viel zu tun.

Die dringendste Frage ist, wie wir all das bezahlen sollen.

Die explodierenden Gesundheitskosten sind ein weltweites Problem. Die Ursachen für den Kostenanstieg sind komplex und gehen teilweise auf die enormen Erfolge der Medizin zurück. Der Sieg über tödliche Krankheiten, bessere Ernährung und Hygiene sowie eine gesündere Umwelt haben zumindest im Westen einen Anstieg der Lebenserwartung bewirkt. Damit gehen aber typische Alterserkrankungen einher. Sie sind oft nicht heilbar, erfordern aber langjährige, kostspielige Behandlung. Im Alter kommen häufiger Begleiterkrankungen vor. Das führt vielfach zu **Polypharmazie** – teuer und nicht immer wünschenswert.

Auch der Wohlstand hat eine Reihe von Krankheiten mit sich gebracht. Mangel kommt zumindest in der westlichen Welt eher selten vor und nur wenige Menschen müssen hungern. Dafür nimmt in der Überflussgesellschaft das Übergewicht rasant zu und mit ihm treten Folgeerkrankungen wie Diabetes, Herzkrankheiten, Muskel- und Gelenkprobleme auf den Plan. Teilweise werden diese Krankheiten sogar durch die starke Wirtschaft verursacht, denn die Nahrungsmittelindustrie liefert uns jede Menge hochverarbeitete, kalorienreiche Massenware zu niedrigen Preisen. Auch unsere Lebensgewohnheiten sind adipogen. Selbst für kurze Strecken, die man früher zu Fuß ging, nehmen wir heute das Auto. Wir üben unseren Beruf meist sitzend aus und verbringen die Freizeit vor dem Bildschirm. Langfristig bringt unser Komfort uns um.

B

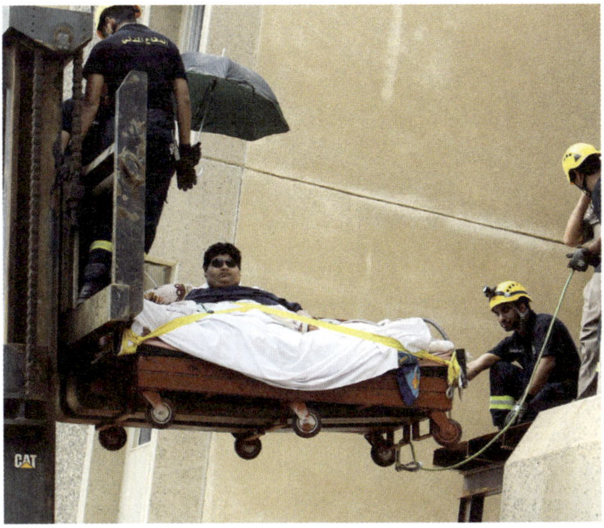

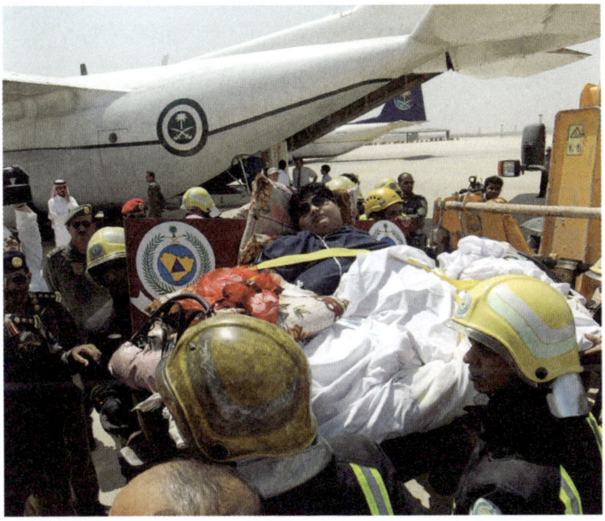

Chorea Huntington Eine erbliche, degenerative Erkrankung von Gehirn und Nervensystem, die Demenz verursacht und zum Tod führt.

Polypharmazie Verordnung mehrerer verschiedener Medikamente für eine Person. Sie kann medizinisch notwendig sein. Meist – und vor allem bei älteren Menschen – handelt es sich aber um eine Überbehandlung.

Adipogen Übergewicht begünstigend. Dazu gehören Umgebungen, die zum Verzehr kalorienreicher, ungesunder Nahrung anregen und es den Menschen erschweren, sich ausreichend zu bewegen.

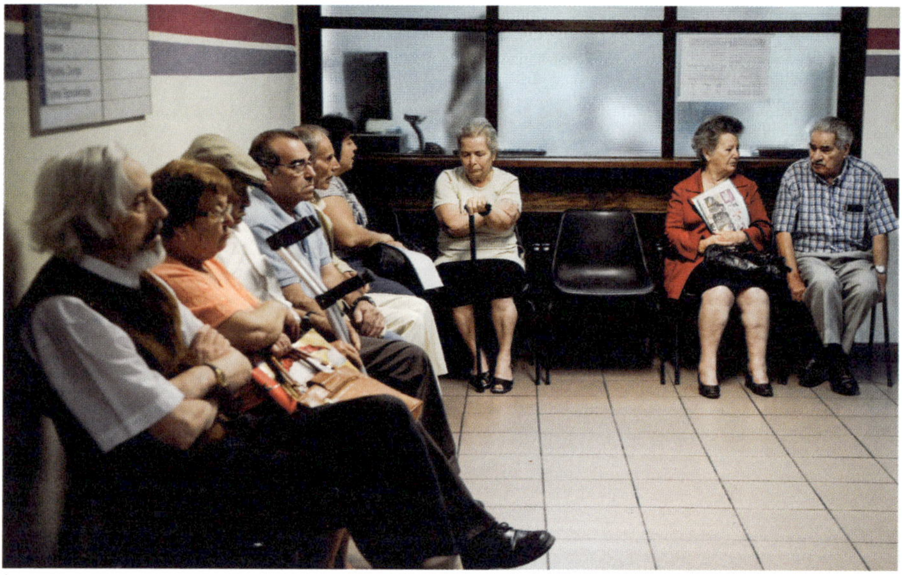

A

Auch die Erwartungen der Patienten steigen. Wir wollen uns besser fühlen, länger leben, glücklicher sein. Dafür greifen wir oft zu Medikamenten. Wenn wir einen Arzt aufsuchen, erwarten wir eine Behandlung. Gerade überlastete Ärzte zücken schnell den Rezeptblock, obwohl viele Beschwerden auf andere Weise behandelbar wären.

Hinzu kommt, dass die **Medizinbranche** ein riesiges Wirtschaftsgeflecht ist. Mächtige Unternehmen suchen Märkte für ihre Produkte und Dienstleistungen – und sie wollen Gewinne erwirtschaften. Je mehr Leiden die Medizin behandeln kann, desto lauter fordern die Patienten diese Behandlung. Das mehrt den Profit der Unternehmen, lässt aber auch die Gesundheitskosten ins Unermessliche steigen.

A Patienten im Wartezimmer des São-José-Hospitals (Lissabon) während eines zweitägigen Ärztestreiks im Juli 2012. Weltweit steht die Gesundheitsfürsorge im Spannungsfeld zwischen Kosten, Erwartungen und Unternehmensinteressen.

B Startseite der chinesischen Gesundheitsplattform Ping An Good Doctor. Die Medizin ist weltweit ein riesiger Wirtschaftsfaktor. Wenn aber die Patienten die Kosten tragen müssen, stellt sich die Frage nach der Gerechtigkeit. Ärmere Menschen können sich dann keine gute Gesundheitsversorgung leisten.

Gleichzeitig sehen immer mehr Menschen das Medizinwesen kritisch. Das Vertrauen, das die Grundlage des Verhältnisses zwischen Patient und Arzt darstellen sollte, schwindet. Das hat damit zu tun, dass Patienten heute besser informiert sind und Ärzte nicht mehr für unfehlbar halten. Außerdem bewirkt die Überspezialisierung, dass sich viele Patienten nur noch als »wissenschaftlicher Fall« und nicht als kranker Mensch fühlen.

Diese Entwicklung der westlichen Medizin wäre vermeidbar gewesen. Nutzen und Wert sind nicht untrennbar mit den Nachteilen verbunden. Die Medizin war einmal uneingeschränkt gut für uns. Sie kann es wieder werden, aber dafür muss sie sich verändern.

Medizinbranche Sammelbegriff für Unternehmen, die Produkte und Dienstleistungen im Medizinsektor anbieten. Immer mehr Patienten fragen sich, wie das Gewinnstreben solcher Unternehmen mit der Ethik und Nachhaltigkeit der Gesundheitsfürsorge zu vereinbaren sind.

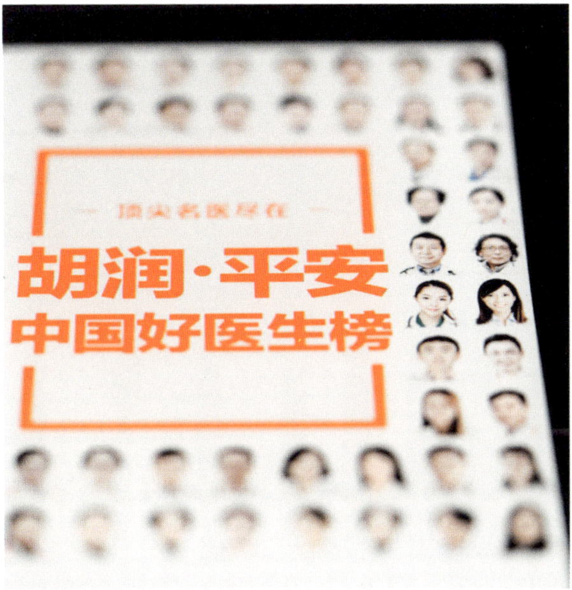

B

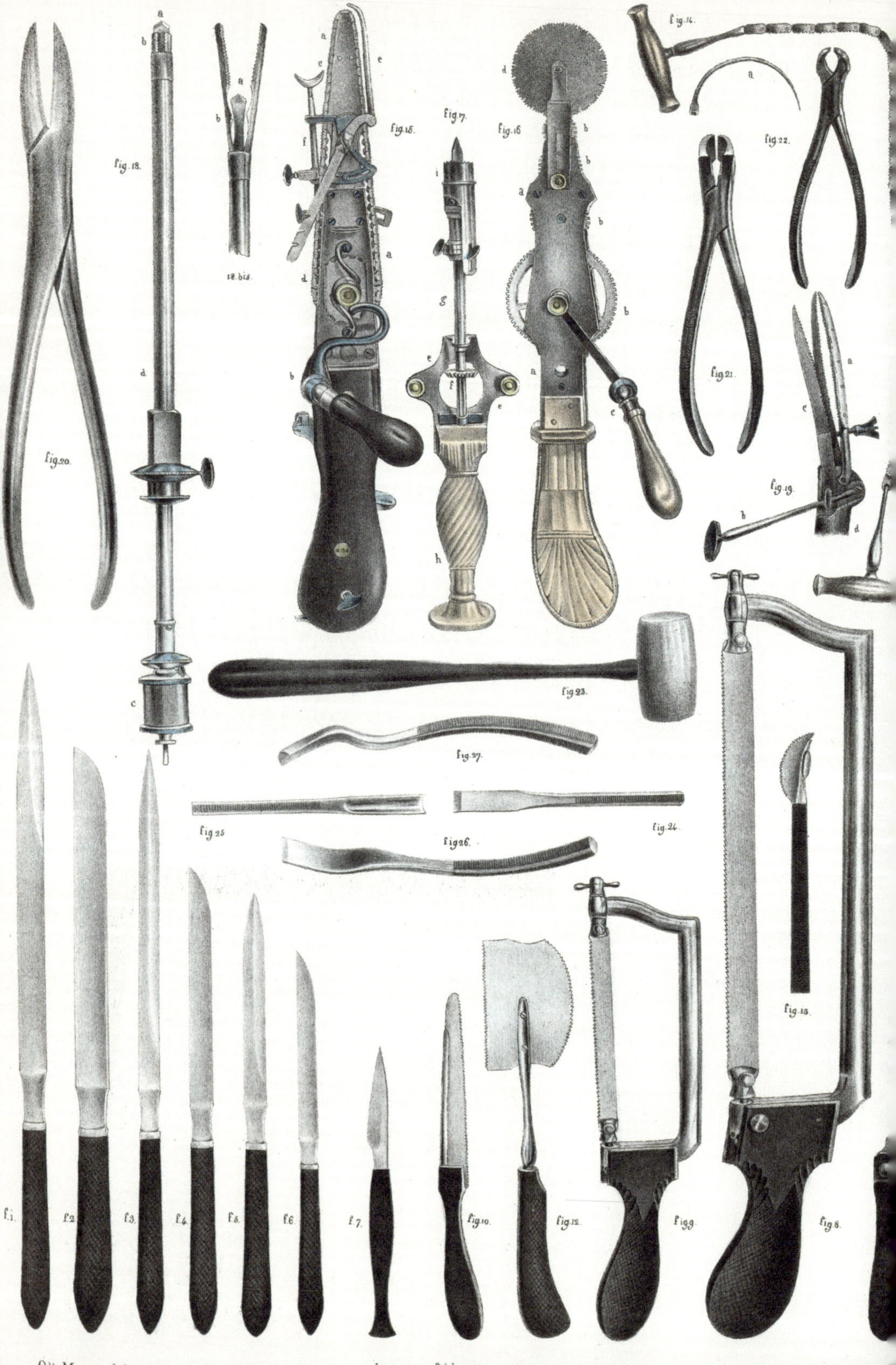
fig.14.
a
fig.22.
fig.18.
18. bis.
fig.15.
fig.17.
fig.16.
fig.20.
fig.21.
fig.19.
fig.23.
fig.27.
fig.25
fig.24.
fig.26.
fig.13.
f.1.
f.2
f.3.
f.4.
f.5.
f.6.
f.7.
fig.10.
fig.12.
fig.9.
fig.8.

1. Die Entwicklung der Medizin

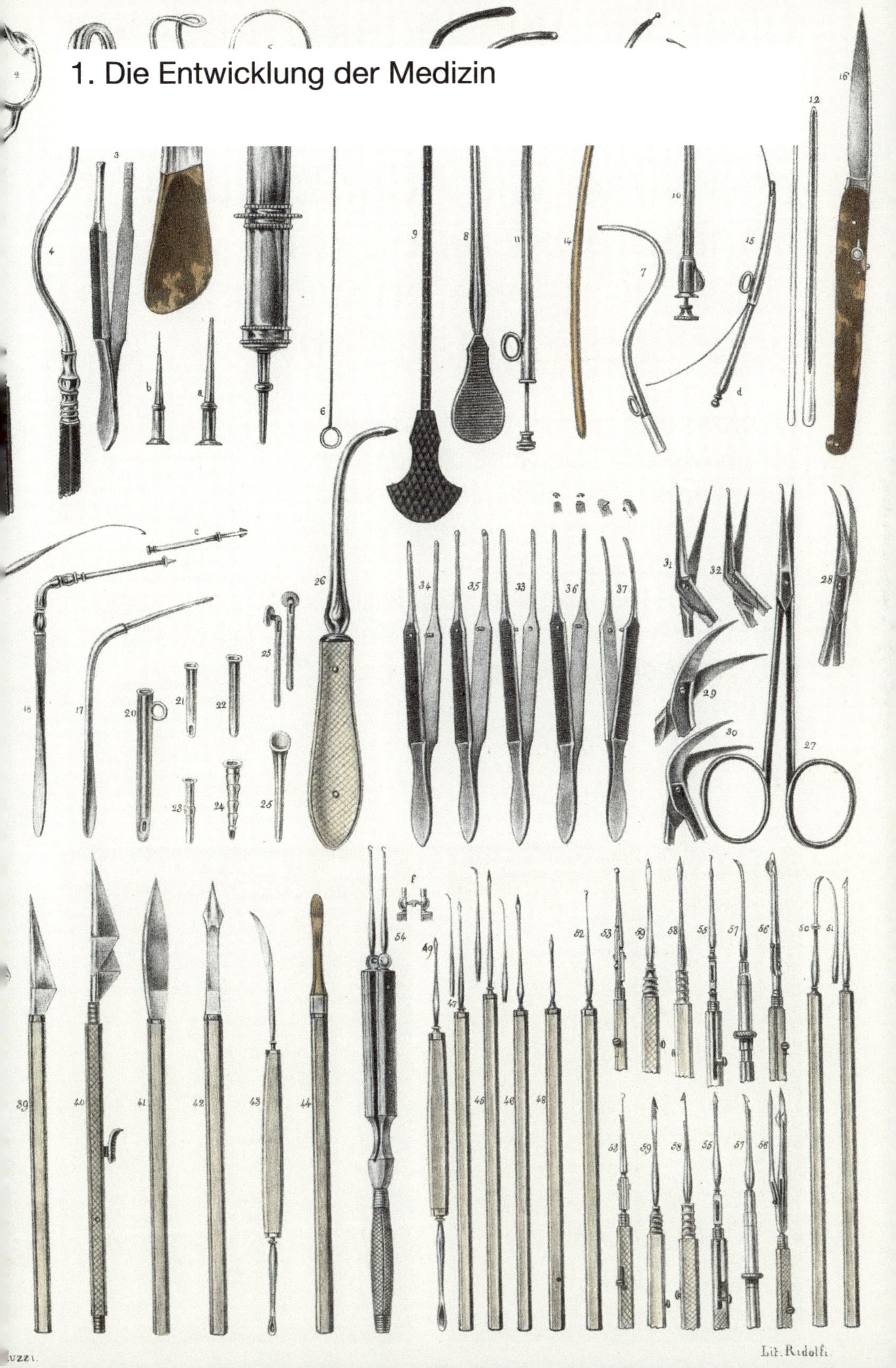

Über Jahrhunderte hinweg war die westliche Heilkunde nahezu nutzlos. Viele Behandlungen und Mittel wie Aderlass und Schröpfen, Salben und Umschläge waren wirkungslos oder sogar gefährlich.

Hippokrates gilt als Vater der westlichen Medizin. Der hippokratische Eid ist wohl einer der bekanntesten medizinischen Texte. Angeblich wird er noch heute an manchen medizinischen Hochschulen abgelegt, wenn auch in abgewandelter Form. Ursprünglich enthielt er auch das Verbot, Sklavinnen im Haus eines Kranken zu verführen.

A Englische Miniatur aus dem 11. Jahrhundert: Entfernung von Hämorrhoiden (rechts) und Behandlung von Gicht durch Anritzen und Versengen der Füße (links).

B Viele frühe medizinische Eingriffe waren eindrucksvoll, aber weitgehend nutzlos, wie das Schröpfen in der *Ophthalmodouleia* von Georg Bartisch (1583).

C Der Aderlass war über Jahrhunderte gängige Praxis. Heute ist bekannt, dass er wirkungslos war. Aus *Li Livres dou Santé* von Aldobrandino da Siena (spätes 13. Jh.)

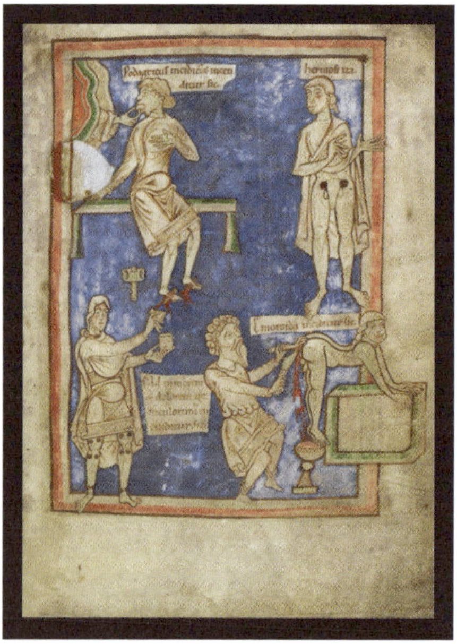

A

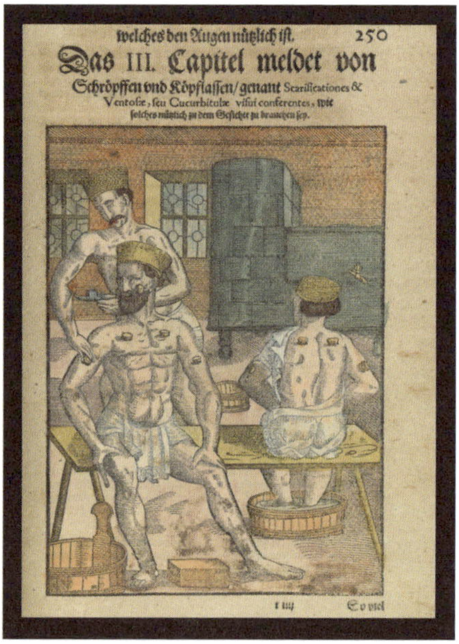

B

Hippokrates (ca. 460–ca. 375 v. Chr.) Der unbestrittene Vater der westlichen Medizin wirkte als Arzt auf der griechischen Insel Kos (vor der Küste der heutigen Türkei). Ob alle ihm zugeschriebenen Werke tatsächlich von ihm stammen, ist unklar. Dennoch hat die Sammlung mit dem Titel *Corpus Hippocraticum* die Medizin der westlichen Welt zwei Jahrtausende lang maßgeblich beeinflusst.

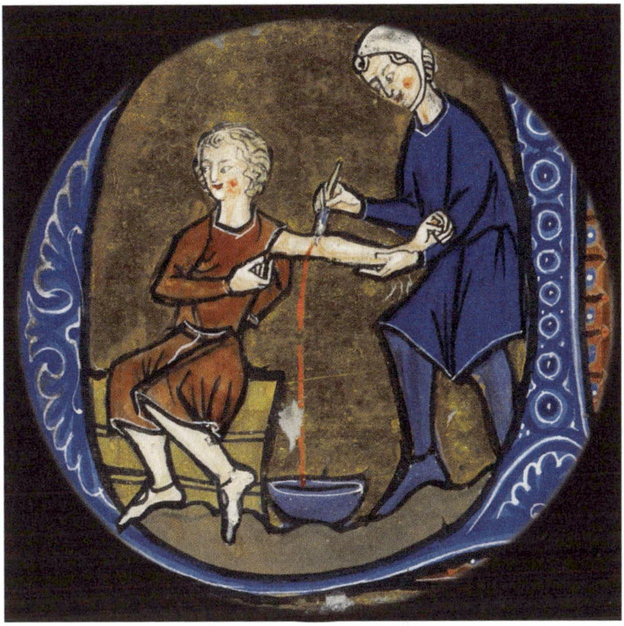

c

Von Hippokrates' Zeit bis ins 19. Jahrhundert ging es der Medizin oft nur darum, den Patienten abzulenken und abzuwarten, ob er sich erholte. Der französische Philosoph Voltaire (1694–1778) formulierte es so: »Ärzte schütten Medikamente, von denen sie wenig wissen, zur Heilung von Krankheiten, von denen sie noch weniger wissen, in Menschen, von denen sie gar nichts wissen.« Daran hat sich ab der Mitte des 19. Jahrhunderts einiges – aber nicht alles – geändert. Dem Medizinhistoriker Roy Porter zufolge lag das Augenmerk der Medizin seit jeher nur in geringem Maß darauf, Kranke zu heilen. Das hat sich bis heute nicht geändert.

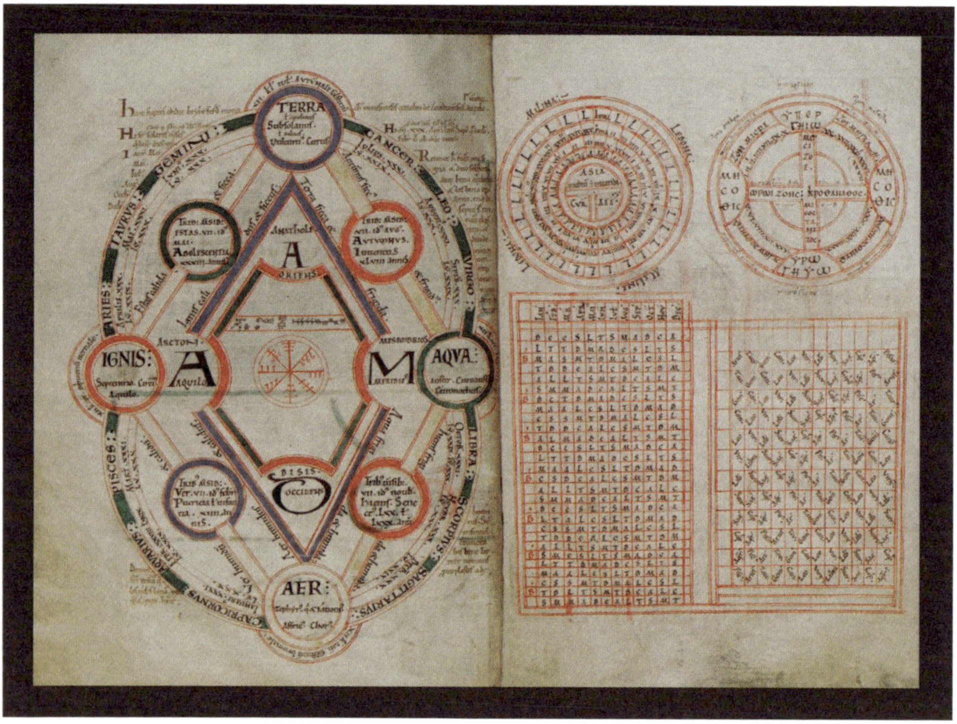

A

Hippokrates suchte Erklärungen in der Natur. Im Gegensatz zu vielen Glaubenssystemen seiner Zeit sah er die Ursache von Krankheiten nicht im Zorn der Götter, übernatürlichen Mächten oder dunkler Magie. Für ihn waren Gesundheit und Krankheit natürliche Phänomene, die man beobachten und mit dem Verstand erklären konnte, denn der Mensch unterlag denselben Naturgesetzen wie das ganze Universum.

A Der *Corpus Hippocraticum* setzt Gesundheit mit der Ausgewogenheit der vier *humores* oder *chymoi* gleich, Krankheit hingegen mit Unausgewogenheit. Aus Byrhtferths Zeichnung in einer Handschrift aus dem 12. Jahrhundert geht hervor, dass man die Säfte als Teil der natürlichen Weltordnung betrachtete.

B Im Mittelalter schnitten Barbiere nicht nur Haare, sondern nahmen auch Operationen vor. *Das Guild Book of the Barber Surgeons of York* (1486) zeigt, dass sie sich auch mit Anatomie, Astrologie und Religion auskennen mussten. Vor Eingriffen berechneten sie die Position des Mondes.

Die hippokratische Heilkunst war **ganzheitlich** und patientenorientiert. Ein Arzt musste genau wissen, wie sein Patient lebte und arbeitete, was er aß und trank, welche Krankheiten in der Familie vorkamen. Er musste den Kranken sorgfältig untersuchen und beobachten. Die **Empirik** hatte einen höheren Stellenwert als die trockene Theorie.

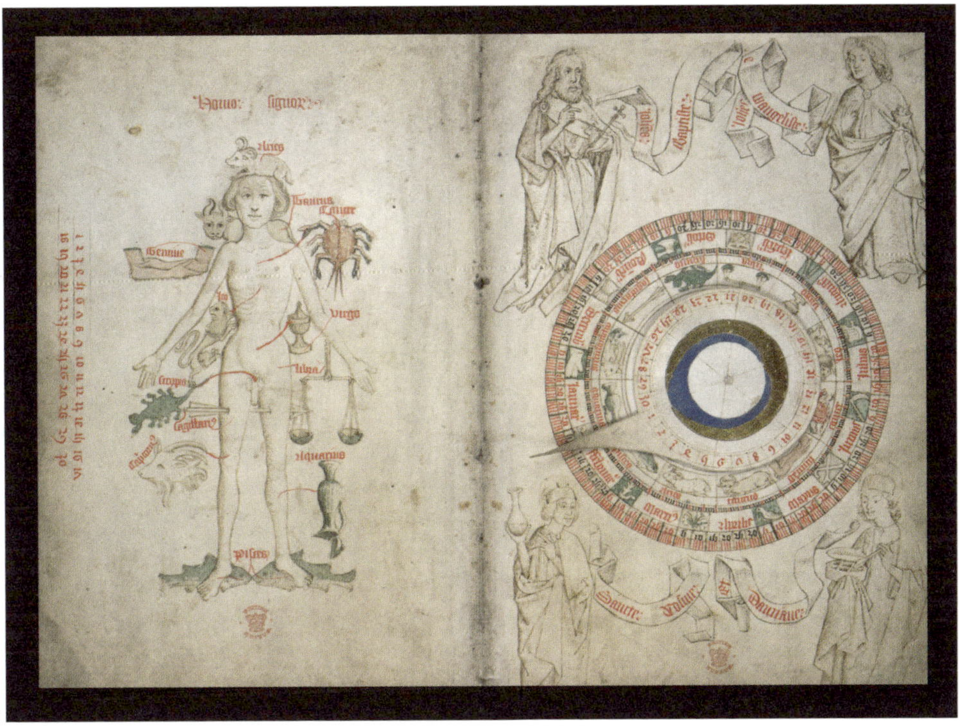

B

Die Grundlage des *Corpus Hippocraticum* bildet der Begriff der **humores** oder *chymoi* (Säfte). Man kann sie sich als Grundsubstanzen des Körpers vorstellen, als Ursprung aller anderen Flüssigkeiten. In dem Werk *Über die Natur des Menschen* (440–400 v. Chr., Teil des *Corpus Hippocraticum,* allerdings meist Polybus zugeschrieben) heißt es: »Der menschliche Körper enthält Blut, Schleim, gelbe und schwarze Galle. Sie bestimmen seine Konstitution und sind Ursache für Schmerzen und Gesundheit. Die Ausgewogenheit der Säfte, sowohl in der Stärke als auch in der Menge, ist gleichbedeutend mit Gesundheit. Zu Schmerzen kommt es, wenn ein Mangel oder Übermaß vorliegt, oder wenn sich die Säfte im Körper trennen, statt sich miteinander zu mischen.«

Ganzheitliche Medizin zielt auf die Behandlung des ganzen Menschen ab und bezieht auch emotionale, psychologische und spirituelle Aspekte ein. Die Allopathie konzentriert sich auf die Symptome der einzelnen Krankheit.

Empirik Eine Lehre, der zufolge alles Wissen der Welt auf Sinneswahrnehmung beruht. Sie bewertet das direkt Erfahrbare höher als Theorien oder etablierte Autoritäten.

Humores Der Vier-Säfte-Lehre zufolge besteht der menschliche Körper aus vier *humores:* Blut, Schleim, gelbe und schwarze Galle. Diesen sind die Elemente Luft, Feuer, Erde und Wasser mit ihren jeweiligen Eigenschaften – heiß, trocken, kalt und nass – sowie bestimmte Organe zugeordnet: Blut und Herz, gelbe Galle und Leber, schwarze Galle und Milz, Schleim und Gehirn. Auch das Temperament wird mit den Säften in Zusammenhang gebracht: Blut mit Optimismus, gelbe Galle mit Reizbarkeit, schwarze Galle mit Melancholie und Schleim mit Unerschütterlichkeit und Ruhe.

Wahrscheinlich haben die bei Krankheiten ausgeschiedenen Flüssigkeiten zur Entstehung der Vier-Säfte-Lehre beigetragen. Bei Schnupfen und Durchfall wird Flüssigkeit ausgeschieden, Fieber geht mit Schwitzen und Hautrötungen einher. Bei manchen Krankheiten verändern sich Urin und Stuhl. Blut wird, wenn es trocknet, schwärzlich-dunkel. Die Vier-Säfte-Lehre bot ein einfaches Erklärungsmuster, das erst im 18. Jahrhundert ernsthaft hinterfragt wurde und sich bis ins 19. Jahrhundert hielt.

Obwohl Hippokrates so viele verschiedenartige Texte zugeschrieben werden und seine Kenntnisse der Anatomie gering waren, ist er auch heute nicht ganz überholt. Sein Ansatz, den ganzen Menschen zu heilen statt nur einzelne Symptome zu behandeln, kommt bei Anhängern alternativer Heilmethoden gut an und findet auch in der traditionellen Medizin wieder zunehmend Berücksichtigung.

Schon Hippokrates kannte das »medizinische Dreigespann«: die Beziehung zwischen Arzt, Patient und Krankheit.

A

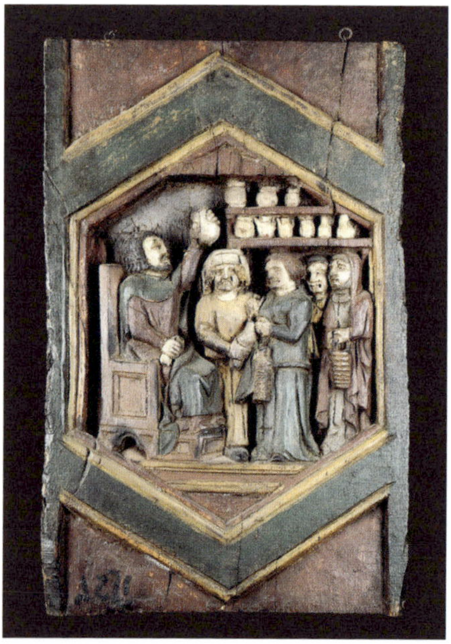

B

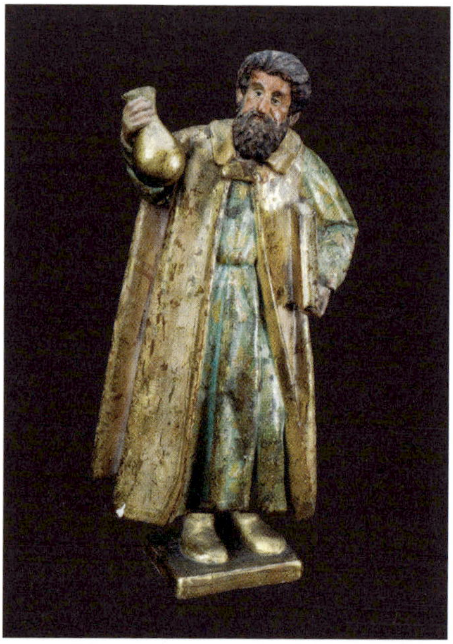

A Das Relief nach Giotto zeigt einen Arzt, der von Patienten mitgebrachten Urin untersucht. Die Auswirkungen mancher Krankheiten auf Ausscheidungen wie Urin und Stuhl haben möglicherweise zur Entstehung der Vier-Säfte-Lehre beigetragen.

B Holzstatue (1770–1850) des heiligen Cosmas, Schutzpatron der Apotheker, Chirurgen und Zahnärzte, bei der Uroskopie. Man glaubte, aus dem Urin Rückschlüsse auf den Zustand der Säfte ziehen zu können.

C Urinrad aus der *Epiphanie Medicorum* (1506) von Ullrich Pinder zur Diagnose von Stoffwechselerkrankungen. Mithilfe solcher Räder wurden anhand von Farbe, Geruch und Geschmack des Urins Diagnosen gestellt.

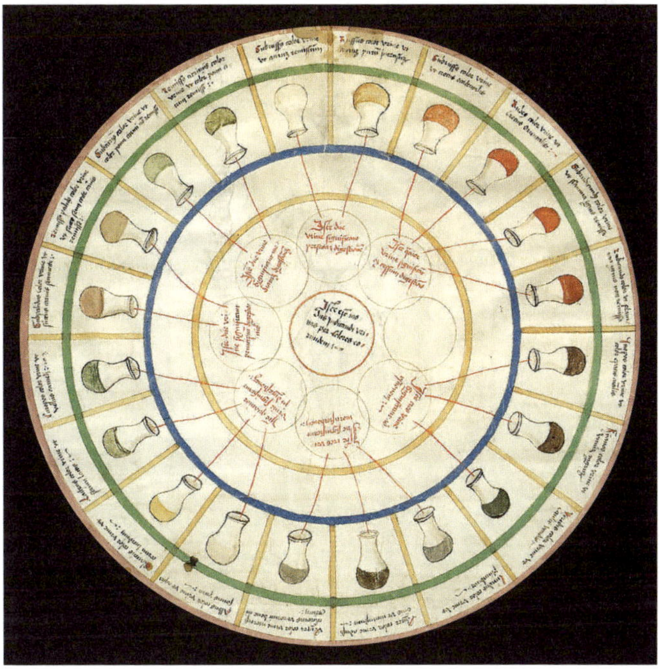

C

Dieses Dreigespann hat noch heute Gültigkeit, allerdings hat sich im Lauf der Geschichte die Gewichtung der Elemente verändert. Die starke Konzentration auf die Krankheit, die sich durch die immer größere Spezialisierung (und damit Trennung von Körper und Geist) äußert, bewirkt nach Ansicht von Kritikern, dass wir uns zunehmend von unserer Gesundheit und dem eigenen Wohlbefinden entfremden. Der Begriff »Ausgewogenheit« ist dehnbar, aber relevant: wir sprechen beispielsweise von ausgewogener Ernährung oder dem Gleichgewicht eines biologischen Systems.

Die zweite medizinische Größe der Antike war Galen von Pergamon.

Der griechische Arzt Galen war hauptsächlich in Rom tätig. Er hat viele medizinische Schriften, aber auch streitbare philosophische Werke verfasst. Von 169 an war er Arzt am Hof des römischen Kaisers Marcus Aurelius (121–180). Über ein Jahrtausend lang war Galen die wichtigste medizinische Autorität der westlichen Welt. Er systematisierte den Nachlass des Hippokrates (den viele Ärzte erst durch Galen kennenlernten) und ergänzte ihn durch sein Wissen über Anatomie und Physiologie, das er durch Tiersektionen erworben hatte.

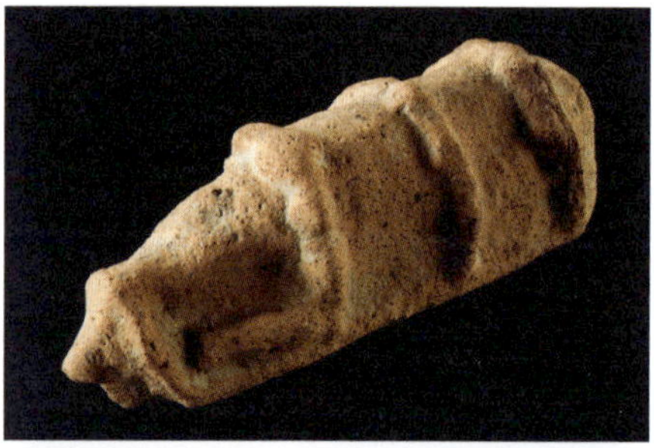

A

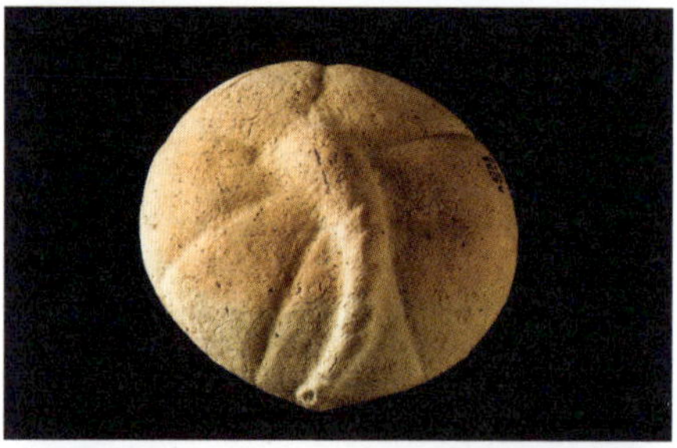

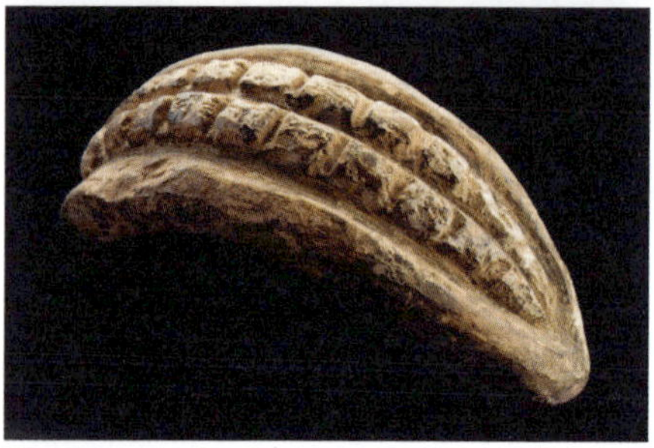

Galen von Pergamon
(129–ca. 216) Neben Hippokrates ist Galen einer der bedeutendsten Ärzte der Antike. In seinem umfangreichen Werk systematisierte er die Schriften des Hippokrates und machte sie bekannt.

A Im vormittelalterlichen Europa gingen empirische und religiöse Ansätze oft Hand in Hand. In der römischen Antike ließen Patienten von Heilanstalten Opfergaben für die Götter zurück, die oft den betroffenen Körperteil darstellten (von oben nach unten: Luftröhre, Plazenta, Zähne und Mund). Man erhoffte sich von diesen Gaben eine positive magische Wirkung.

B Nachbildungen chirurgischer Instrumente aus der römischen Antike. Sie zeigen, dass die Medizin damals dem Handwerk ähnelte. Es mag gute Gründe gegeben haben, die Unterstützung der Götter zu erbitten.

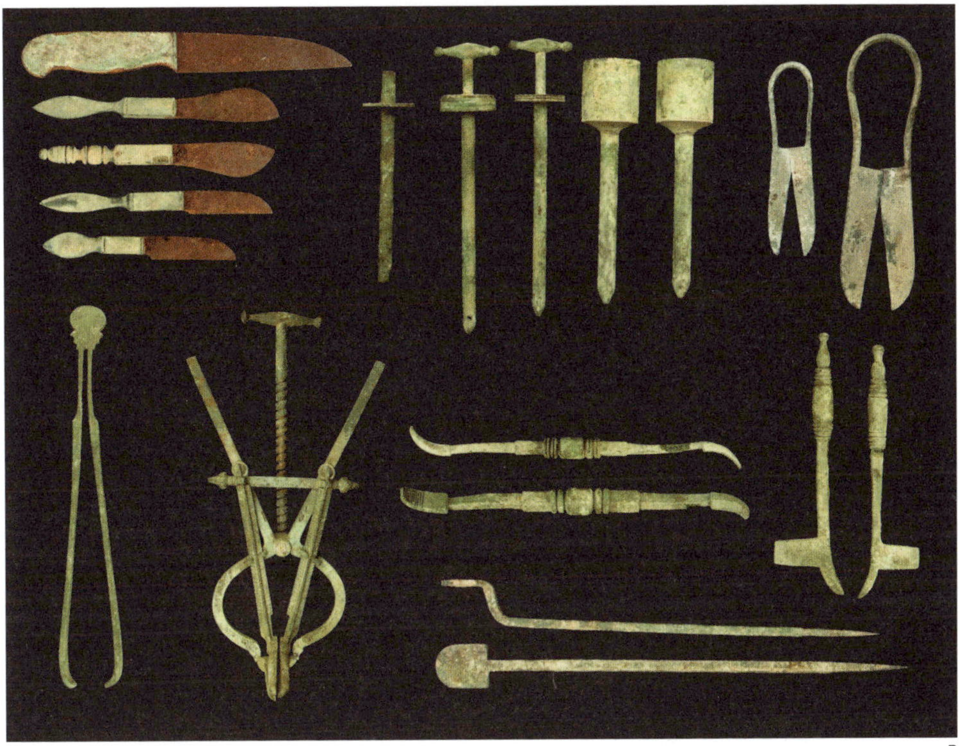

B

Obwohl anatomische Untersuchungen wichtig waren, um die Funktionsweise des Körpers zu verstehen, waren in der Antike nur Tiersektionen erlaubt. In Rom wie in Griechenland war es verboten, die Körper von Toten aufzuschneiden, später führte die Kirche das Verbot fort. Da Galen nur an Tieren forschen konnte, unterliefen ihm Fehler, die aufgrund seiner Bedeutung 1000 Jahre lang fortbestanden. Erst als im 14. Jahrhundert häufiger Sektionen von Menschen vorgenommen wurden, begann man, die inneren Funktionen des menschlichen Körpers besser zu verstehen.

Im Mittelalter wandten sich die meisten Europäer im Krankheitsfall an religiöse Heiler, Kräutersammler, Adepten oder Familienälteste. Die akademische Medizin versuchte hauptsächlich, die theoretischen Modelle der großen Autoritäten Hippokrates und Galen mit der wirren Wirklichkeit menschlicher Krankheiten in Einklang zu bringen. Statt aus klinischer Erfahrung zu lernen, hielten die Mediziner an Galens Theorien fest. Der Erwerb von Wissen durch empirische Studien verlor an Bedeutung.

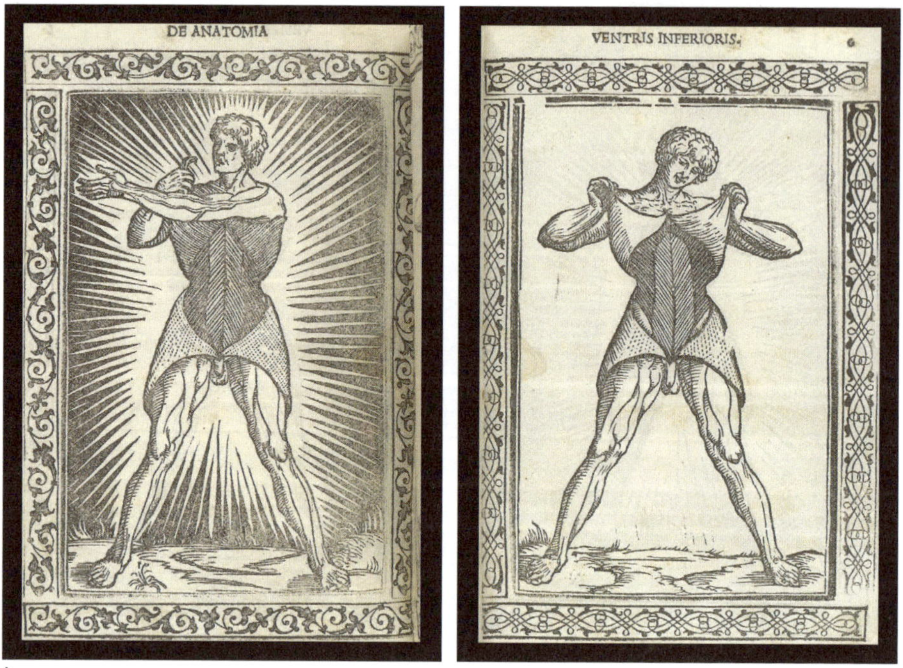

A

Dann folgte die Renaissance. Über ihren Ursprung und genauen Beginn sind die Wissenschaftler uneinig. Sicher ist aber, dass sich das intellektuelle Leben in Europa vom 14. Jahrhundert an wandelte. Weil Neuübersetzungen der arabischen Fassungen klassischer Texte verfügbar waren, gewannen Autoritäten der griechischen und römischen Antike wieder an Gewicht, denn dort sah man den Ursprung der westlichen Zivilisation. Kennzeichnend für die Renaissance ist aber auch eine enorme Wissbegier über die Welt, insofern gewann auch die Empirik an Bedeutung (der Begriff leitet sich von dem griechischen Begriff *empeirikos* ab. Er bezeichnet einen Arzt, der sich nur auf das Beobachtbare verlässt).

A Als man begann, anatomische Studien am menschlichen Körper durchzuführen, wurden manche von Galens Lehren hinterfragt und das empirische Wissen nahm beträchtlich zu. Anatomische Illustration aus einem Werk von Jacopo Berengario da Carpi (1523).

B Mit der Veröffentlichung von Andreas Vesalius' Werk *De humani corporis fabrica* (1543) wurde die Anatomie zur führenden empirischen Wissenschaft der Medizin und Galens Lehren verloren an Bedeutung.

Aufgrund neuer Erkenntnisse begann man bald, die klassischen Autoritäten zu hinterfragen. Die mittelalterlichen Verbote wurden vom Tisch gefegt und immer mehr Mediziner wagten, Sektionen am menschlichen Körper vorzunehmen.

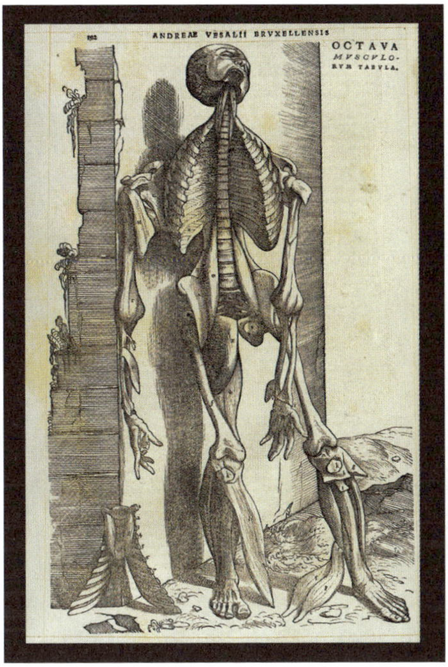

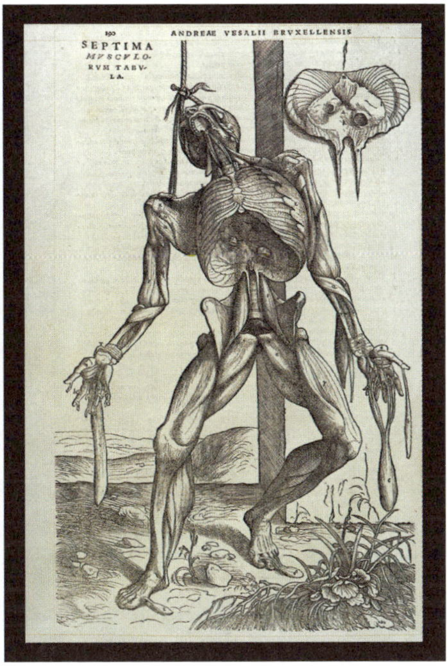

B

Vor dem 14. Jahrhundert gab es nahezu keine Autopsien.

Man hatte lediglich Tiere seziert und die Erkenntnisse als Beleg für die unbestrittene Autorität Galens verstanden. Die erste öffentliche Sektion nahm um 1315 der italienische Arzt, Anatom und Chirurg Mondino de' Luzzi, auch bekannt als Mundinus (etwa 1270–1326), in Bologna vor.

Autopsie Wörtlich »selbst nachschauen«, abgeleitet von den griechischen Wörtern *autos* (selbst) und *opsis* (sehen). Bezeichnet heute die Öffnung eines Leichnams, um die Todesursache herauszufinden oder eine Krankheit festzustellen.

Als Begründer der modernen Anatomie gilt der belgische Arzt Andreas Vesalius (1514–1564). Mit seinem Werk *De humani corporis fabrica* (1543) etablierte er die Anatomie als beschreibende medizinische Wissenschaft par excellence und Juwel in der Krone der Medizin, was sie über Jahrhunderte blieb. Vesalius war zwar stark von Galen beeinflusst, ging aber weiter und deckte Fehler auf, die darauf beruhten, dass Galen nur Tiere untersucht hatte. Er erkannte beispielsweise, dass der menschliche Unterkiefer aus einem Knochen besteht (nicht aus zweien) und dass die Leber nicht fünf Lappen besitzt. Die Empirik war auf dem Vormarsch.

Die Renaissance gilt als Brückenschlag zwischen dem Mittelalter und dem modernen Europa. Mindestens ebenso wichtig ist aber die **wissenschaftliche Revolution**, die in der späten Renaissance begann und bis ins Zeitalter der Aufklärung hinein dauerte.

In dieser Phase gab es enorme Fortschritte in Astronomie und Kosmologie, beispielsweise durch Isaac Newton (1642–1727). Den Anstoß dafür gab Nikolaus Kopernikus (1473–1543) mit seinem Werk *Über die Umschwünge der himmlischen Kreise* (1543).

Fortschritte in der Chemie und Physik bewirkten, dass diese Wende auch in der Medizin spürbar wurde. Einer der führenden Köpfe war der Schweizer Arzt Paracelsus (1493–1541). Er wandte sich einerseits von den Autoritäten der Antike ab und wollte der Medizin modernere Prinzipien zugrunde legen. Andererseits beschäftigte er sich mit Chemie, um Körperfunktionen zu erklären, Krankheiten zu erkennen und Heilmethoden zu finden. Seine Arbeit über die Ursprünge von Harnkristallen und Nierensteinen war ein früher Versuch, chemische Krankheitsursachen aufzudecken. Trotz seines Hangs zur Mystik und Esoterik war Paracelsus überzeugt, dass die Wahrheit nur durch eigene Experimente und Beobachtung zu finden sei.

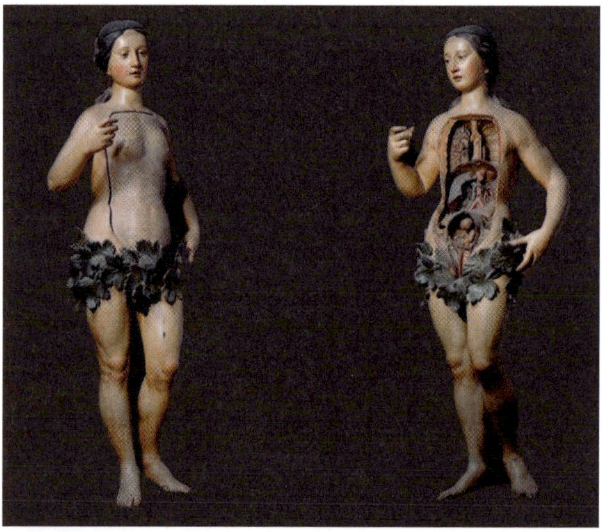

A

A Da nicht genügend menschliche Körper zum Sezieren verfügbar waren, entwickelte man Modelle wie diese »Eva« aus dem 17. Jahrhundert, um Studenten – und anderen Interessierten – die Grundprinzipien der menschlichen Anatomie zu vermitteln. Im 18. Jahrhundert waren diese Modelle bemerkenswert detailliert. Aus heutiger Sicht wirkt der Kontrast der weiblichen Schönheit mit den freigelegten Organen eher befremdlich.

B Erst im 17. Jahrhundert konnte Sir William Harvey nachweisen, dass das Herz eine Pumpfunktion besitzt und das Blut unablässig durch den Körper strömen lässt. Zeichnung der Mitralklappe aus *Tractatus de Corde* (1669) von Richard Lower.

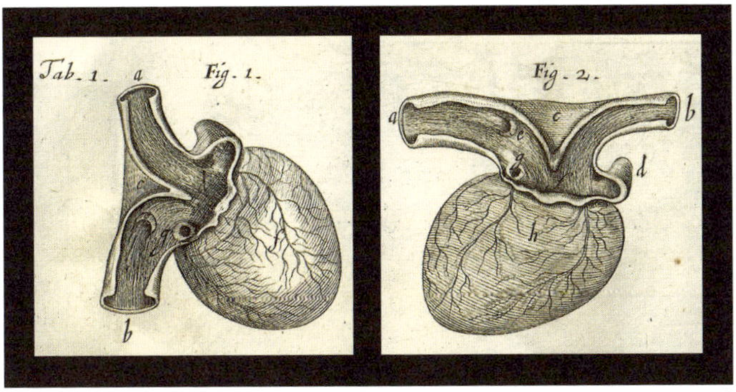

B

Die kopernikanische Revolution in der Medizin ist dem englischen Arzt Sir William Harvey (1578– 1657) zu verdanken. Er entdeckte, dass das Herz den Blutkreislauf in Gang hält. Mithilfe von Sektionen und direkter Beobachtung widerlegte er Galens anerkannte Lehre. In seinem Werk *On the Motion of the Heart and Blood* (1628) schrieb er: »So ist zwangsläufig zu folgern, dass das Blut im Tierkörper sich ständig in Bewegung findet und in einem Kreislauf vorangetrieben wird.« Der menschliche Körper gab, wie der Himmel, Geheimnisse preis, die man in der Antike für unfassbar gehalten hätte.

Wissenschaftliche Revolution
Eine Phase intellektueller Umwälzungen in der europäischen Frühmoderne, gekennzeichnet durch neue Forschungsmethoden und Erkenntnisse. Als Auslöser gilt die Veröffentlichung von Kopernikus' Werk *De revolutionibus orbium coelestium* (Deutsch: *Über die Umschwünge der himmlischen Kreise*, 1543), darum spricht man auch von der kopernikanischen Revolution.

Ontologisch separat
Bezeichnet in diesem Zusammenhang ein eigenständiges Phänomen, das unabhängig vom Körper existiert, aber in diesen eindringen und eine Krankheit verursachen kann. Ein Beispiel sind »Keime« als Krankheitserreger. Die Ontologie steht im Widerspruch zur Vier-Säfte-Lehre, die Krankheiten auf eine Unausgewogenheit der Körpersäfte zurückführt.

Hand in Hand mit der Forschung ging die Klassifizierung. Hippokrates hatte Krankheiten im Zusammenhang mit dem Individuum, seinem Temperament oder der Umgebung gesehen. Nun betrachtete man Krankheiten als **ontologisch separate**, vom Betroffenen unabhängige Phänomene. Das hatte weitreichende Folgen.

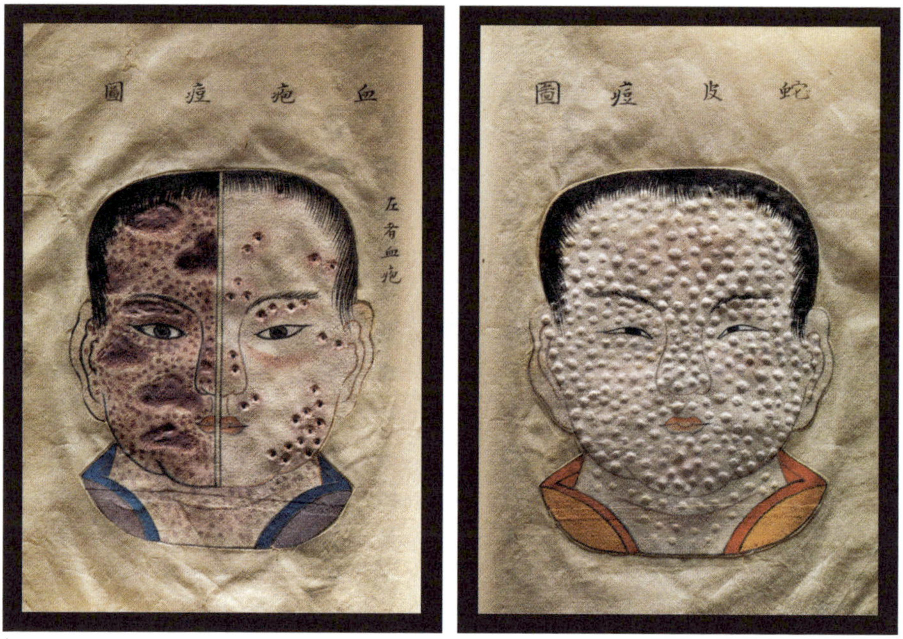

A

Die Medizin steht im Spannungsfeld zwischen der Krankheit als eigenständigem Phänomen und dem Befinden des Patienten.

Die Begeisterung für das Klassifizieren gipfelte während der Aufklärung im Werk des schwedischen Naturforschers Carl von Linné (1707–1778), der für Pflanzen und Tiere eine binäre Nomenklatur entwickelte. Sie war so erfolgreich, dass man versuchte, sie auch auf die Medizin zu übertragen. Im 18. Jahrhundert entstanden verschiedene Systeme zur Klassifizierung von Krankheiten, beispielsweise von dem schottischen Arzt William Cullen (1710–1790) und dem englischen Arzt Erasmus Darwin (1731–1802).

Trotz des Optimismus und der intellektuellen Wissbegier gab es während der Aufklärung kaum therapeutische Fortschritte.

A Im 18. Jahrhundert war man bestrebt, Krankheiten zu klassifizieren. Diese Darstellung der Pocken stammt aus einem japanischen Manuskript (1720) von Kanda Gensen.

B Tuberkulose trat im 19. Jahrhundert oft in Elendsvierteln der Städte auf und verlief häufig tödlich. Illustrationen zur Lungentuberkulose (1834) von Samuel G. Moreton.

Abgesehen von wenigen Ausnahmen – beispielsweise Impfung gegen Pocken oder Chinin gegen Malaria – war das Therapiespektrum erschreckend mager. Die Anatomie hatte die Geheimnisse des Körpers enthüllt und man begann, Krankheiten besser zu verstehen, aber wirksame Heilmittel gab es kaum. Das änderte sich erst im 19. Jahrhundert, als die ersten Krankenhäuser gegründet wurden. Dieser Wandel vollzog sich zuerst langsam, nahm aber allmählich Fahrt auf.

Nach der Französischen Revolution (1798) verlagerte sich das Zentrum der europäischen Medizin nach Frankreich. Die neue Regierung verfolgte einen systematischen, wissenschaftlichen Weg, in dem die riesigen Pariser Krankenhäuser eine wichtige Rolle spielten. Im frühen 19. Jahrhundert gab es allein in der Stadt Paris rund 20 000 Krankenhausbetten – mehr als in ganz England. Die Patienten waren meist ungebildete, arme Stadtbewohner. Die Ärzte hatten es mit einer riesigen Anzahl klinischer Fälle zu tun, die in diesen unpersönlichen Einrichtungen »klinisches Material« genannt wurden. Viele Krankheiten resultierten aus Armut und beengten Wohnverhältnissen. Infektionen, vor allem Tuberkulose und Typhus, traten **endemisch** auf.

B

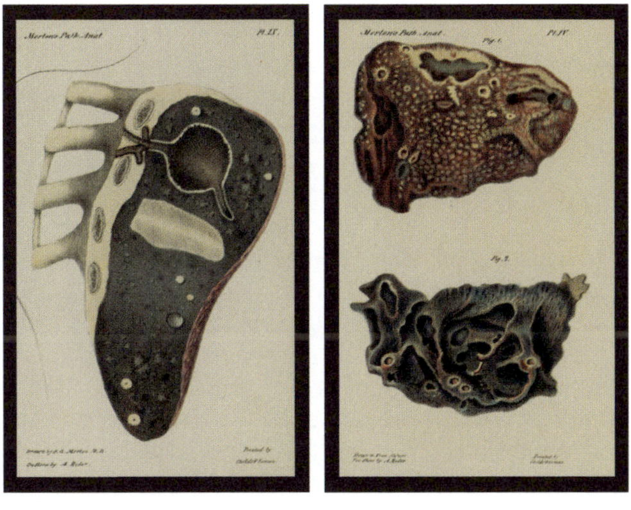

Endemisch Eine Krankheit, die anhaltend, aber örtlich begrenzt auftritt. Das Gegenteil ist eine epidemische Krankheit, die sich in relativ kurzer Zeit auf eine große Zahl von Personen einer Population ausbreitet.

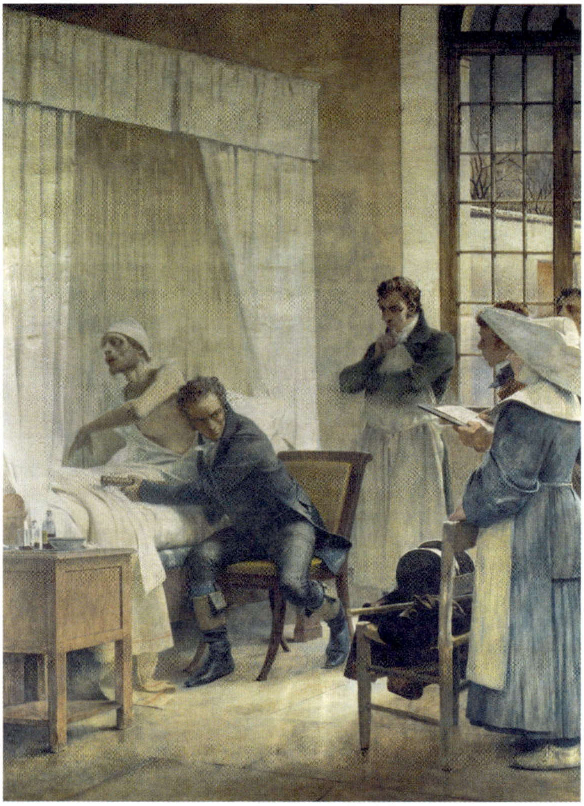

A

A In den riesigen Pariser Krankenhäusern des 19. Jahrhunderts boten sich den Ärzten gute Möglichkeiten, neue und zuverlässige Diagnosetechniken zu entwickeln. Dieses Fresko (1816) von Théobald Chartran zeigt den Arzt René Laënnec, Erfinder des Stethoskops, bei der Untersuchung eines schwindsüchtigen Patienten im Beisein von Studenten im Hôpital Necker. Aufgrund der großen Zahl von Patienten begann man, statistische Auswertungen durchzuführen.

B Öffentliches Leichenschauhaus an der Seine. Leichenschauhäuser waren für die Erkennung von Krankheiten ebenso wichtig wie die Untersuchung der lebenden Patienten. Die Autopsie diente zur Bestätigung früherer Diagnosen. Handkolorierter Aquatinta-Stich nach einer Victor Auver zugeschriebenen Illustration aus *A Tour Through Paris* (1825) von William Sams.

Vor der Entstehung der Krankenhäuser basierte die Behandlung auf dem Kontakt zwischen dem Arzt – immer ein Mann – und dem Patienten. Krankheit wurde als eine sehr persönliche Angelegenheit angesehen, als Ausdruck der Beziehung zwischen dem Patienten und seiner Umgebung.

Die Aufgabe des Arztes war, das Rätsel zu lösen.

Das neue Pariser Krankenhauswesen hatte enormen Einfluss. Im Mittelpunkt stand die Läsion als unmissverständliches Kennzeichen krankhafter Veränderung. Krankheit war direkt oder unter dem Mikroskop zu erkennen, sie war objektivierbar. Die Ärzte waren angehalten, auf diese objektiven Anzeichen zu achten, statt sich auf Aussagen der Patienten zu verlassen. Immer öfter wurden Diagnosen, die am lebenden Patienten gestellt wurden, nach dem Tod in der **Pathologie** bestätigt. Für die französische Medizin war das Leichenschauhaus ebenso wichtig wie das Krankenhaus.

Neben der Erkennung pathologischer Veränderungen gewann auch die Statistik an Bedeutung. In Pariser Krankenhäusern wurden zahllose Menschen behandelt, aber man wusste wenig über wirksame Therapien. Immerhin war es möglich, die Ergebnisse zahlenmäßig auszuwerten. Insofern waren die Pariser Krankenhäuser die Vorläufer der heutigen klinischen Tests. Mit solchen Methoden bewirkte Pierre Louis (1787–1872), dass der jahrhundertelang praktizierte Aderlass abgeschafft wurde. Er wies nach, dass es auf eine Lungenentzündung keinerlei Einfluss hatte, ob man früh oder spät, viel oder wenig Blut abnahm.

In der ersten Hälfte des 19. Jahrhunderts entwickelte sich die Therapie nur langsam, aber in Paris wurden die Grundlagen für drei wichtige moderne Diagnoseverfahren gelegt.

Erstens: Diagnose nach eingehender Untersuchung. Neben genauer Betrachtung des Patienten gehörten dazu auch Diagnosetechniken wie Abtasten, Abklopfen und Abhorchen. Zweitens: Autopsie zur Feststellung pathologischer Veränderungen. Drittens: numerische Analyse. Durch die riesige Zahl von Patienten konnten große Mengen Daten über bestimmte Krankheiten gesammelt werden.

B

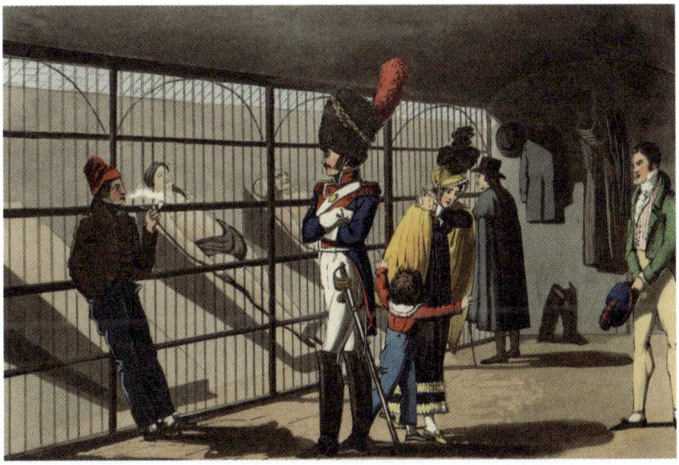

Pathologie
Krankheitslehre. Vom Griechischen *pathos* (Krankheit) und *logos* (Lehre). Ein Pathologe ist ein Mediziner, der sich auf die Erforschung von Krankheiten spezialisiert hat.

Volksgesundheit
Eine bekannte Definition lautet »die Kunst und Wissenschaft, Krankheiten vorzubeugen, die Lebenserwartung zu erhöhen und durch organisierte Bemühungen der Gesellschaft die Gesundheit zu fördern«. Mediziner dieses komplexen und teilweise umstrittenen Gebiets beschäftigen sich mit den Grundvoraussetzungen für die gute Gesundheit der Gesamtbevölkerung.

Die Pariser Medizin hat Krankheiten systematisiert und Ursprünge von Erkrankungen aufgespürt, doch das hatte seinen Preis.

Die Medizin konzentrierte sich zunehmend auf Krankheitsbilder – auf Kosten der Patienten. Krankheiten wurden losgelöst von den Betroffenen und ihrer Lebensumgebung, die Erkrankungen begünstigte, betrachtet. Das Machtgefälle zwischen den Ärzten und ihren oft ungebildeten Patienten nahm zu. Die Medizin band sich eng an die Krankenhäuser.

A Die miserablen Lebensbedingungen in den Elendsvierteln der Industriestädte – vor allem Mangelernährung und schlechte Hygiene – forderten viele Todesopfer. Fotos aus Glasgow von Thomas Annan (1868).

B Jacob A. Riis dokumentierte in den 1890er-Jahren das Leben in den Slums von New York. Die Kindersterblichkeit war extrem hoch, Krankheiten breiteten sich schnell aus. Rechts: Untermieter, die für 5 Cent einen Schlafplatz mieten.

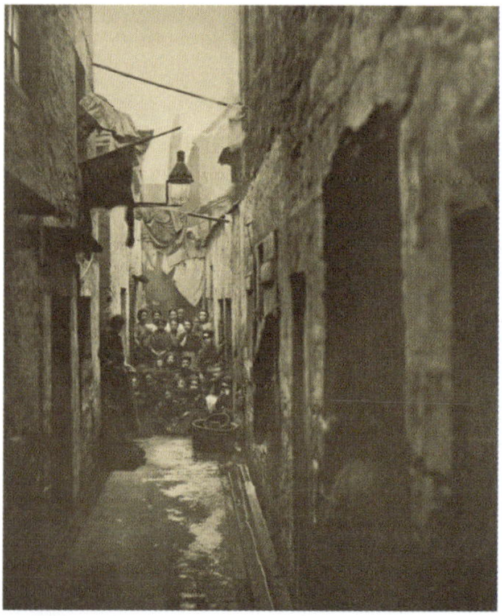

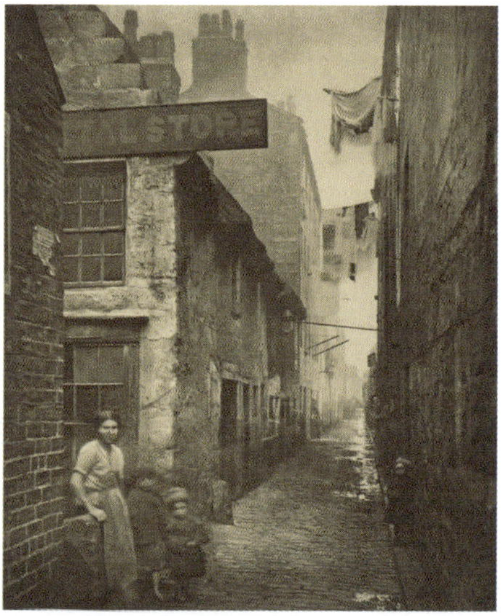

A

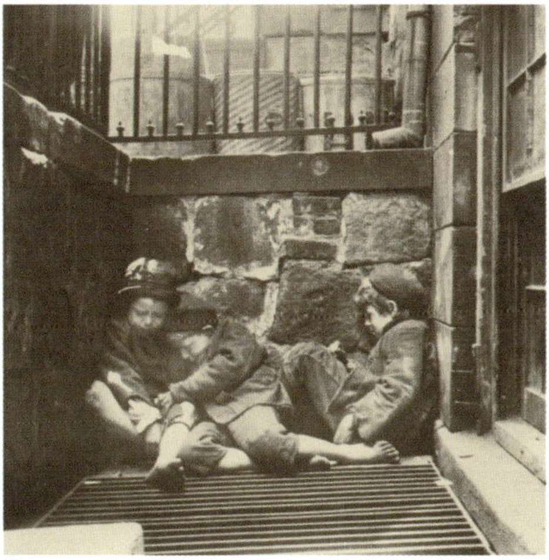
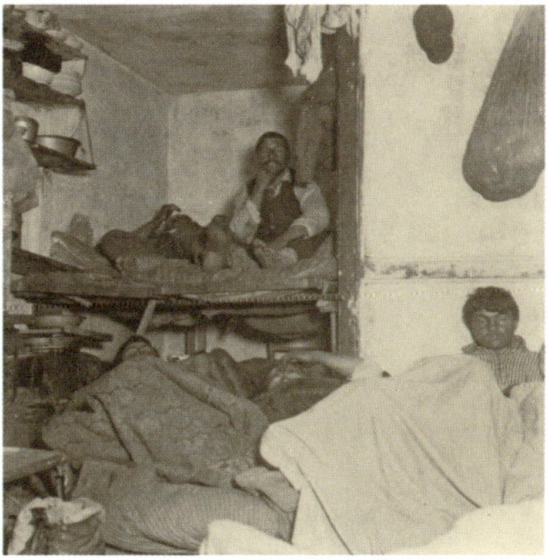

B

Neben der Verlagerung der Medizinwissenschaft in die Krankenhäuser gab es in dieser Zeit tief greifende Veränderungen der **Volksgesundheit**.

In Europa, den USA und Japan strömte im 19. Jahrhundert die arme Landbevölkerung in die neu entstandenen Industriestädte (1750 lebten in Großbritannien etwa 15% der Einwohner in Städten, 1880 waren es 80%). Die meisten lebten unter schlechtesten Bedingungen in den Elendsvierteln der Städte – mit katastrophalen Folgen. Die Säuglings- und Kindersterblichkeit stieg stark an und in manchen Gegenden sank die Lebenserwartung unter 20 Jahre. Mangelernährung, fehlende Hygiene, beengte Wohnverhältnisse, Arbeitsunfälle und Krankheiten forderten ihren Tribut. Die Elendsviertel waren Brutstätten für Rachitis, Typhus, Ruhr, Tuberkulose, Diphtherie, Scharlach, Masern, Pocken und Cholera. 1832 kamen bei einer Choleraepidemie in London rund 7000 Menschen ums Leben. Zwischen 1847 und 1861 starben in Russland mehr als eine Million Menschen an der Cholera.

Die Mächtigen hatten gute Gründe, diese Entwicklung ernst zu nehmen. Krankheiten, die in den Slums entstanden, blieben nicht auf diese begrenzt. Sie gefährdeten auch die Reichen. Der Zusammenhang zwischen Armut, Arbeitslosigkeit und Krankheit war offenkundig. Krankheit wurde für den Staat zu einem beträchtlichen Kostenfaktor.

1842 veröffentlichte der englische Sozialreformer Edwin Chadwick (1800–1890) seinen *Report on the Sanitary Condition of the Labouring Population of Great Britain.* Er machte Armut und schmutzige Wohnverhältnisse für Krankheiten verantwortlich. Wie viele Zeitgenossen war Chadwick ein Anhänger der **Miasmatheorie**. Er meinte, dass die Ausdünstungen von Schmutz und Fäulnis Krankheiten verursachten. Seine Lösungsansätze: Kanalisation, Abfallsammlung und sauberes Wasser.

Als der Arzt John Snow (1813–1858) im Jahr 1854 einen Choleraausbruch in Soho untersuchte, stellte er fest, dass eine Wasserpumpe an der Broad Street die Ursache war. Nachdem der Pumpenschwengel abmontiert worden war, nahm die Zahl der Krankheitsfälle ab. Damit war Snows Theorie bewiesen: Cholera wurde über das Wasser übertragen. Wie Chadwick setzte sich Snow für bessere Hygiene und sauberes Wasser ein. Im Sommer 1858 stank es in London unerträglich, weil Abwässer ungeklärt in die Themse eingeleitet wurden. Obwohl man die Vorhänge im Parlament mit Chlorbleiche tränkte, mussten wegen des Gestanks Sitzungen abgesagt werden. Daraufhin wurde ein Abwassernetzwerk nach Plänen von Joseph Bazalgette (1819–1891) gebaut und man begradigte die Ufer der Themse, um die Fließgeschwindigkeit zu erhöhen.

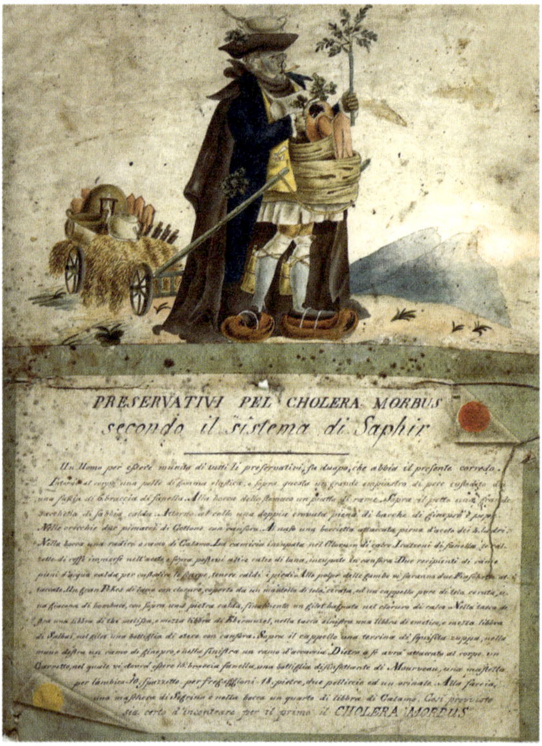

A

Miasmatheorie Eine überholte Theorie, die »schlechte« Luft, etwa durch Fäulnis oder Verrottung organischer Substanz, als Ursache von Krankheiten ansah.

A Trinkwasser aus Flüssen, in die menschliche Fäkalien eingeleitet wurden, führte zu verheerenden Choleraepidemien. 1832 kamen bei einer Epidemie in London über 7000 Menschen ums Leben. Auf diesem Flugblatt preist ein Quacksalber aus Nürnberg allerlei Mittel gegen die Cholera an.

B Ausbrüche von Cholera und anderen Infektionskrankheiten führten dazu, dass der Staat begann, die öffentliche Gesundheit besser zu überwachen. Dazu trugen auch Fortschritte in der Mikrobiologie bei. 1849 veröffentlichte die Londoner Gesundheitsbehörde diese Karte mit Choleragebieten.

C Der »Große Gestank« führte dazu, dass 1858 das britische Parlament vorübergehend geschlossen und ein großes Abwassernetzwerk gebaut wurde. Das Foto zeigt Bauarbeiten an den riesigen Rohren des Northern Outfall unter Aufsicht von Joseph Bazalgette (oben rechts).

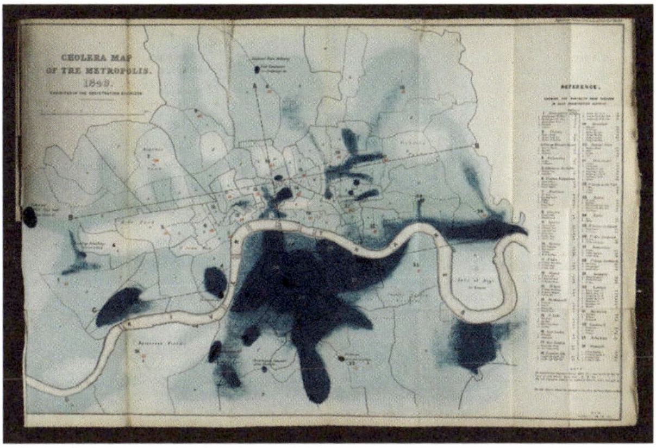

B

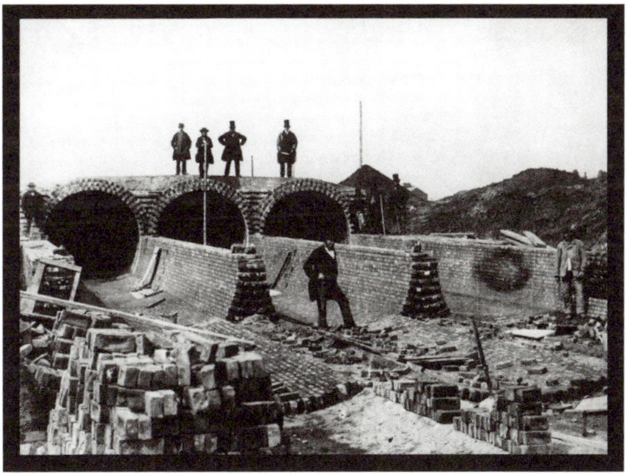

C

Schon früher hatte es vereinzelte Maßnahmen zur Eindämmung von Seuchen gegeben, beispielsweise den *cordon sanitaire*, der 1770 zwischen Österreich und dem Osmanischen Reich eingerichtet wurde. Eine moderne Gesundheitsinfrastruktur entwickelte sich in den meisten westlichen Ländern aber erst nach der Mitte des 19. Jahrhunderts und wurde teilweise mit erheblichem Zwang durchgesetzt.

Gesundheit war nicht mehr nur eine persönliche Sache. Der Staat überwachte sie und griff bei Bedarf zu Zwangsmaßnahmen.

Mikrobiologie Erforschung von Lebewesen, die zu klein sind, um sie mit bloßem Auge zu sehen. Die damals junge Wissenschaft leistete wichtige Beiträge zur Erkennung von pathogenen Mikroorganismen.

Abgeschwächter Lebendimpfstoff Impfstoff mit einer sehr geringen Menge funktionsfähiger Keime. Er verursacht keinen Ausbruch der Krankheit, aber eine Reaktion des Immunsystems. Dadurch erfolgt die lebenslange Immunisierung.

Gegen Ende des 19. Jahrhunderts bezog das öffentliche Gesundheitswesen einen Teil seiner Rechtfertigung (und Wirksamkeit) aus den Fortschritten der **Mikrobiologie**. Die Medizin begann, ihre therapeutischen Muskeln spielen zu lassen.

Der Gedanke, dass winzige Organismen Krankheiten verursachen, war nicht neu. Über »Animalculen« (mikroskopische Tierchen) und »Formiten« (Keimträger) hatte man schon spekuliert, bevor sie im Labor entdeckt wurden. Die Impfung gegen Pocken – Infektion gesunder Personen mit abgeschwächten Erregern, um sie zu immunisieren – kannte man in China schon im 10. Jahrhundert. Aber erst Louis Pasteur (1822–1895) in Frankreich und Robert Koch (1843–1910) in Deutschland begannen, die Erreger verbreiteter Krankheiten zu identifizieren.

A

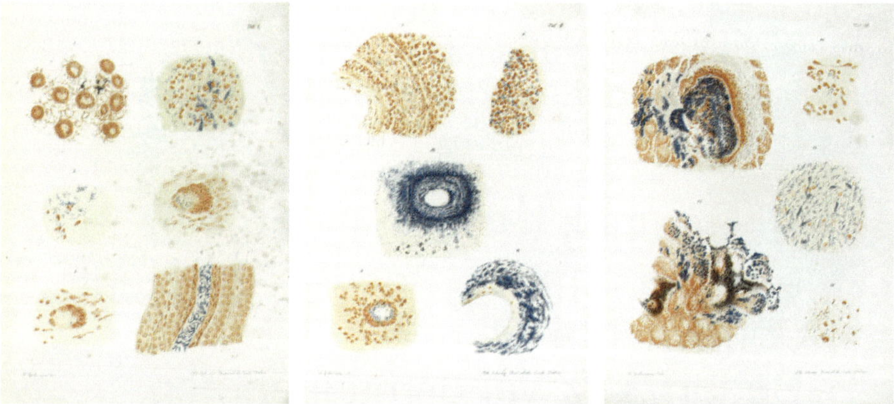

Pasteur war kein Arzt, sondern befasste sich als Wissenschaftler mit Problemen der Landwirtschaft. Er entdeckte Organismen, die Wein sauer werden lassen, und bewies, dass sie durch Erhitzen auf 50–60 °C (das Pasteurisieren) unschädlich gemacht werden können. Dann entwickelte er eine Impfung gegen die Geflügelcholera: Er infizierte gesunde Hühner mit inaktiven Erregern, um sie zu immunisieren. Mithilfe des von Koch entdeckten Anthrax-Bazillus entwickelte er einen abgeschwächten Lebendimpfstoff gegen eine Krankheit, die Frankreichs Nutzviehbestände dezimierte. Noch bemerkenswerter war seine Tollwutimpfung. Der Erreger ist ein Virus, den er unter dem Mikroskop nicht sehen konnte. Anhand der Symptome folgerte er aber, dass die Krankheit das Nervensystem angreift, und produzierte aus dem Rückenmark von Kaninchen einen **abgeschwächten Lebendimpfstoff**, der bei Tieren wirkte. Im Juli 1885 behandelte er damit erfolgreich einen neunjährigen Jungen, was ihm große Anerkennung einbrachte.

Pasteurs Rivale Koch entdeckte derweil die Erreger der Tuberkulose, die man lange mit Umwelteinflüssen und Konstitution in Zusammenhang gebracht hatte, und der gefürchteten Cholera. Durch seine methodische Forschungsarbeit etablierte er die Bakteriologie als Wissenschaftsdisziplin und bestätigte die Theorie, dass Krankheiten durch Keime verursacht werden. Zwischen 1879 und 1900 identifizierten Bakteriologen die Erreger der meisten ernsthaften Infektionskrankheiten.

A Tuberkulose – auch als Schwindsucht bekannt – war eine gefürchtete und symbolbeladene Krankheit des 19. Jahrhunderts. Revolutionäre Fortschritte in der Mikrobiologie bewirkten aber, dass man die häufigsten Infektionskrankheiten besser verstand. 1882 veröffentlichte der deutsche Mikrobiologe Robert Koch seine Forschungsergebnisse in seinem Werk *Die Aetiologie der Tuberkulose*. Als Erreger hatte er das langsam wachsende *Mycobacterium tuberculosis* identifiziert. Diese Illustrationen stammen aus der Ausgabe von 1884.

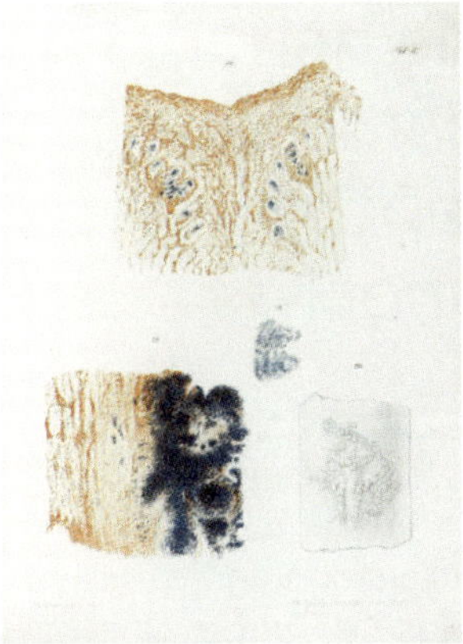

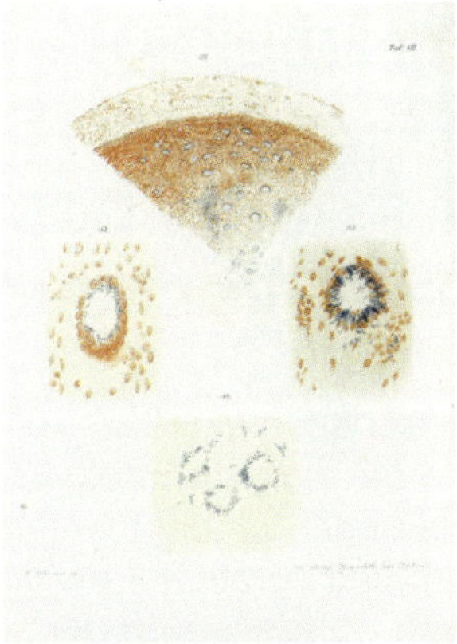

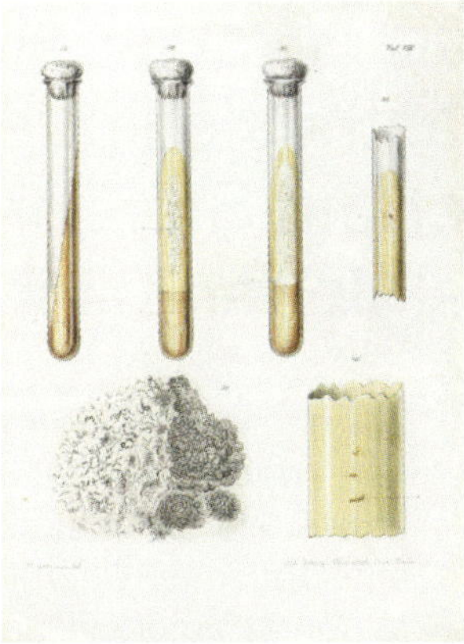

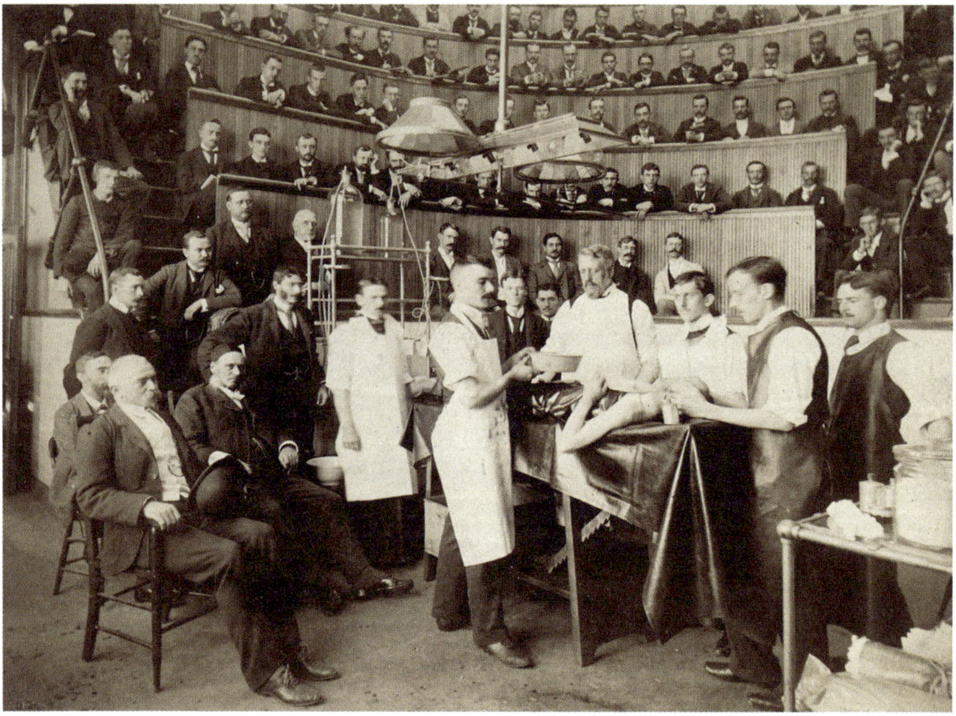

A

Durch die Keimtheorie wandelte sich die Chirurgie.

Die Geschichte der Chirurgie ist nichts für Empfindsame. Vor der Einführung der Anästhesie in den 1840er-Jahren waren Operationen brutal, schmerzhaft und meist tödlich. Wenn der Patient nicht am Eingriff starb, erlag er meist einer Infektion. Die neue Anästhesie linderte zwar die Schmerzen, aber die Sterberate durch postoperative Infektionen blieb erschreckend hoch.

Der englische Chirurg Joseph Lister (1827–1912) knüpfte an Pasteurs Forschung an und setzte mit einigem Erfolg Karbol als Desinfektionsmittel ein. Als die Infektionserreger bekannt waren, wandte man sich von antiseptischer Chemie ab und setzte auf die Sterilisation von Instrumenten und Hygiene. Dadurch wandelte sich der schlechte Ruf der Chirurgie allmählich, und obwohl sie am Ende des 19. Jahrhunderts Erfolge vorweisen konnte, blieb sie umstritten. Todesfälle und postoperative Komplikationen waren weiterhin häufig. Regulierende Gesetze existierten nicht und es gab verwegene Chirurgen, die große Stücke des Darms entfernten, um Verstopfung zu »heilen«. Im frühen 20. Jahrhundert galt die Entfernung der Gaumenmandeln als Allheilmittel gegen häufige Infektionen bei Kindern. Dennoch setzte sich die Chirurgie ungeachtet aller Risiken zunehmend durch.

Den letzten Beitrag zur Keimtheorie lieferte der Bakteriologe Alexander Fleming (1881–1955) mit einer Zufallsentdeckung. Er erforschte Staphylokokken, die Infektionen wie Sepsis und Lungenentzündung verursachen. Als er 1928 nach einem Urlaub wieder ins Labor kam, entdeckte er einen Schimmelpilz, der sich auf einer Petrischale gebildet und die Staphylokokken zerstört hatte. Es handelte sich um Penicillin.

Den therapeutischen Nutzen des Penicillins erkannte man aber erst etwa zehn Jahre später durch die Arbeit des Australiers Howard Florey (1889–1968) mit seinem Team in Oxford. Florey gewann genug Penicillin, um es einem Patienten zu verabreichen: einem Polizisten, der sich beim Rosenschneiden eine Sepsis zugezogen hatte. Er erholte sich binnen weniger Tage, doch dann ging das Penicillin zur Neige und er starb. Danach wurde Penicillin in den USA produziert und die Zahl der bakteriellen Infektionen ging erheblich zurück. Schwere und oft tödliche Infektionen wie Lungenentzündung, bakterielle Meningitis und Endocarditis waren behandelbar.

Lungenentzündung war kein Todesurteil mehr.

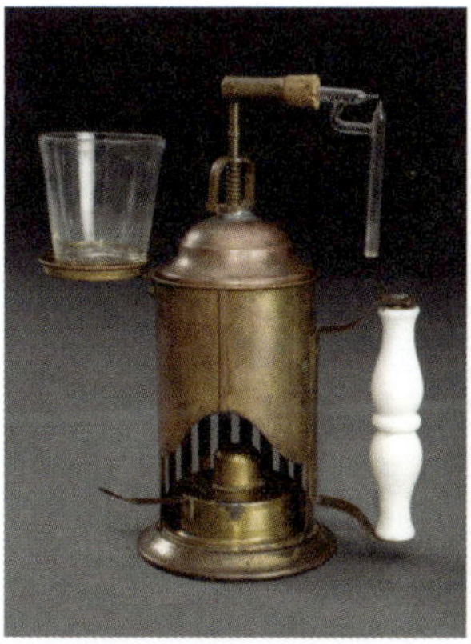

B

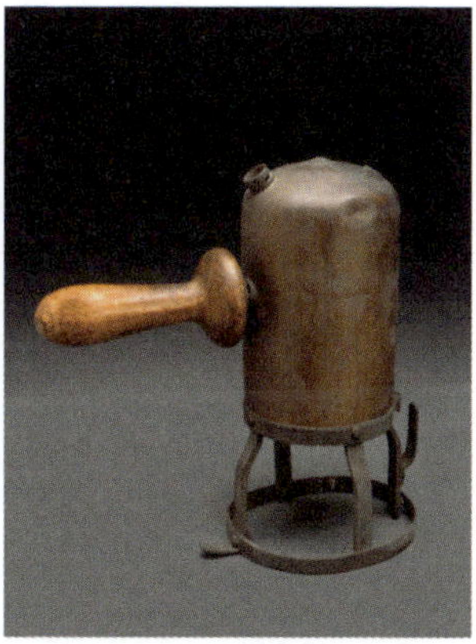

C

A Ohne die Chirurgie wäre die moderne Medizin undenkbar. Therapeutische Erfolge stellten sich aber erst spät ein und hingen von Entwicklungen in anderen Bereichen wie der Anästhesie ab. Das Foto zeigt den Operationssaal in der Pariser Hochschule für Medizin 1890.

B Erst mit der Einführung von Desinfektionsmitteln ging die Zahl der Sterbefälle nach chirurgischen Eingriffen zurück. Hier eine frühe Sprühflasche mit Glasdüse.

C Verdampfer wie dieses Modell von Joseph Lister dienten dazu, den Operationssaal und anwesende Personen mit antiseptischen Karboldämpfen einzunebeln.

Es wurden auch zunehmend Impfstoffe entwickelt. Ermutigt von den Erfolgen von Koch und Pasteur nahmen Forscher einige der gefährlichsten Erreger ins Visier – mit bemerkenswerten Resultaten. Die Liste der Krankheiten, gegen die Impfungen möglich wurden, liest sich wie das Who's who der Apokalypse: Polio, Influenza, Meningitis, Diphtherie, Hepatitis, Masern. Die Zahl der Leben, die durch diesen Fortschritt gerettet wurde, lässt sich kaum beziffern. Die Medizin vollbrachte Wunder.

Neben der Therapie kam auch die Diagnostik voran.

Röntgenstrahlen, die 1895 von dem deutschen Physiker Wilhelm Röntgen (1845–1923) entdeckt worden waren, wurden bald für diagnostische Zwecke eingesetzt. In den 1920er-Jahren war das Röntgen der Brust eine Routinemaßnahme. Am Ende der 1960er-Jahre konnte man mithilfe von Röntgenstrahlen und Computern dreidimensionale Bilder aus dem Inneren des Körpers darstellen: Die **Computertomografie (CT)** war erfunden.

Erstmals befasste sich die Therapie auch mit Geisteskrankheiten.

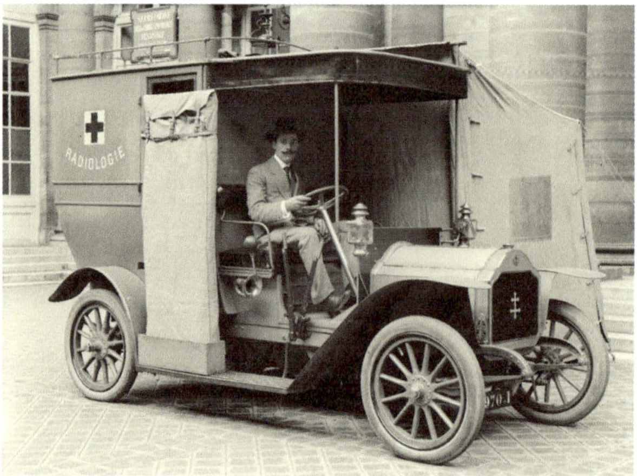

A

A Röntgenstrahlen wurden bald zur Diagnostik eingesetzt, weil sie es möglich machten, Knochen und andere Strukturen im Inneren des Körpers zu betrachten. Hier ein mobiles Röntgengerät aus Frankreich (1913).

B Im 20. Jahrhundert begann man, auch psychische Störungen zu behandeln, die zuvor für die Medizin ein großes Dunkelfeld gewesen waren. Einige frühe Maßnahmen wie die Behandlung mit Elektroschocks waren und sind umstritten. Hier wird ein Mann mit nervösen Zuckungen mit Stromstößen behandelt.

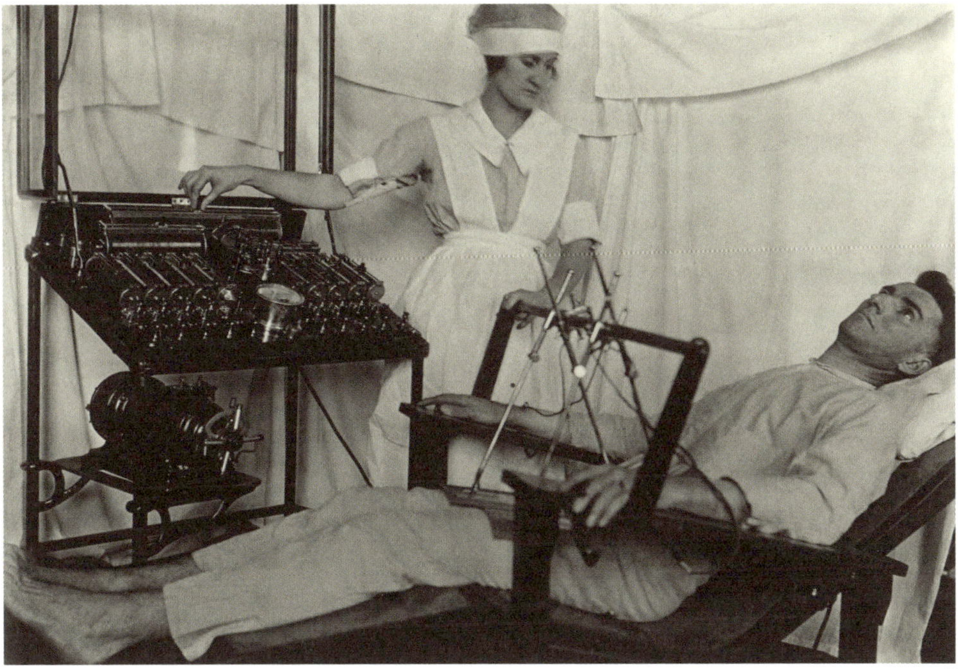

B

1949 wurde Lithium als stimmungsverändern-des Präparat gegen Depressionen und bipolare Störungen eingesetzt. In den 1950er-Jahren kam die erste – noch durchaus umstrittene – Generation antipsychotischer Medikamente auf den Markt, darunter Chlorpromazin. Damit ließen sich zwar einige Symptome psychischer Krankheiten kontrollieren, aber die Präparate hatten starke und stigmatisierende Nebenwirkungen, wie Zittern, träge Bewegungen, Steifheit und Mimikverlust.

Computertomografie (CT)
Mithilfe von Röntgenstrahlen aus verschiedenen Winkeln, die von leistungsfähigen Computern ausgewertet werden, lassen sich dreidimensionale Bilder aus dem Körperinneren erzeugen. Diese Technik stellt auch Weichteilgewebe dar, das mit normalen Röntgenstrahlen nicht erkennbar wäre.

1955 entwickelte ein Chemiker im Unternehmen Hoffmann-La Roche erstmals ein Präparat, das in den 1960ern zu den meistverordneten Psychopharmaka gehörte: Benzodiazepin. Es wurde 1960 von Hoffmann-La Roche unter dem Namen Librium auf den Markt gebracht, 1963 folgte Valium, eines der meistverordneten Medikamente aller Zeiten. Anfangs stand man den Benzodiazepinen optimistisch gegenüber, aber bald mehrten sich Sorgen im Hinblick auf Nebenwirkungen und Abhängigkeit.

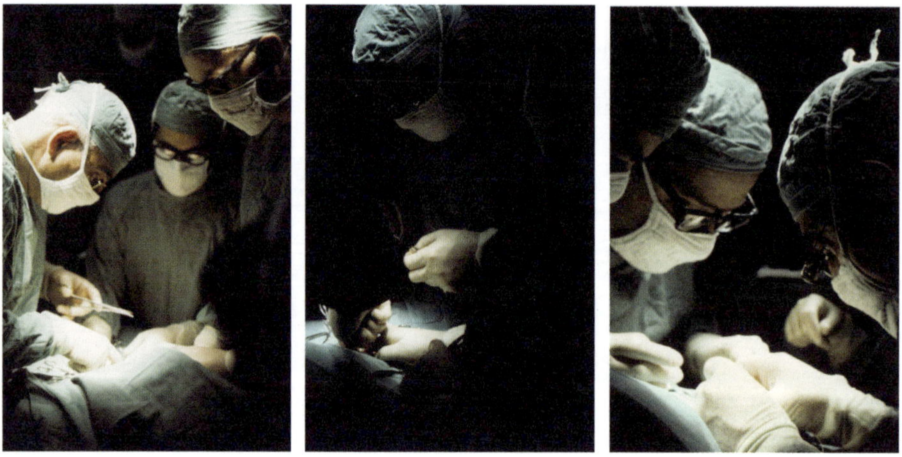

A

Nach dem Zweiten Weltkrieg erlebte die Chirurgie einen weiteren Wandel. 1945 gelang die erste Organtransplantation (eine Niere) in Boston. **Immunsuppression** war nicht nötig, denn Spender und Empfänger waren eineiige Zwillinge. 1967 führte der südafrikanische Chirurg Christiaan Barnard (1922–2001) die erste Herztransplantation durch. Der Patient Louis Washkansky überlebte nur 18 Tage, aber Barnards zweiter Patient Philip Blaiberg lebte fast zwei Jahre mit dem neuen Herzen.

Der Medizintechnologie scheinen keine Grenzen gesetzt zu sein und auch die therapeutischen Möglichkeiten sind sicherlich nicht ausgeschöpft. Inzwischen wurde das Geheimnis der DNS entschlüsselt, verlässliche Diagnosemethoden stehen zur Verfügung und Forschungsmethoden wie Doppelblindstudien liefern aufschlussreiche Daten. Die **Neurowissenschaften** sind auf dem Weg, die Geheimnisse des menschlichen Geistes zu lüften.

Man spekulierte über beachtliche Langlebigkeit.

Aber alte Probleme bestanden weiter und erschreckend schnell kamen neue hinzu. Lebensgefahr drohte nicht mehr durch Infektionskrankheiten, sondern durch Zivilisationskrankheiten wie Übergewicht, Diabetes, Herzerkrankungen und einige Krebsarten.

A Nach Anästhesie und Asepsis trugen Antibiotika zu besseren Operationserfolgen bei. Kenntnisse über das Immunsystem und die Entwicklung von Immunsuppressiva ebneten den Weg für Transplantationen. Hier Fotos der ersten Herztransplantation im Jahr 1967.

B In den 1960er-Jahren verzeichnete die Herzchirurgie enorme Fortschritte. Krankheiten wie Atherosklerose (Ablagerungen in den Arterien) waren kein Todesurteil mehr. Das Foto zeigt den führenden amerikanischen Arzt Dr. Michael DeBakey bei der Arbeit.

Immunsuppression In diesem Zusammenhang die gezielte Unterdrückung der natürlichen Abwehrreaktion des Körpers, damit ein transplantiertes Organ nicht abgestoßen wird. Auch Krankheiten wie AIDS oder Lymphom können das Immunsystem beeinträchtigen.

Neurowissenschaften Ein multidisziplinärer Wissenschaftszweig, der das Gehirn erforscht, im Speziellen die Funktion von Neuronen, Nervenverbindungen und deren Bedeutung für die Gesundheit, aber auch für Gesellschaft und Kultur.

B

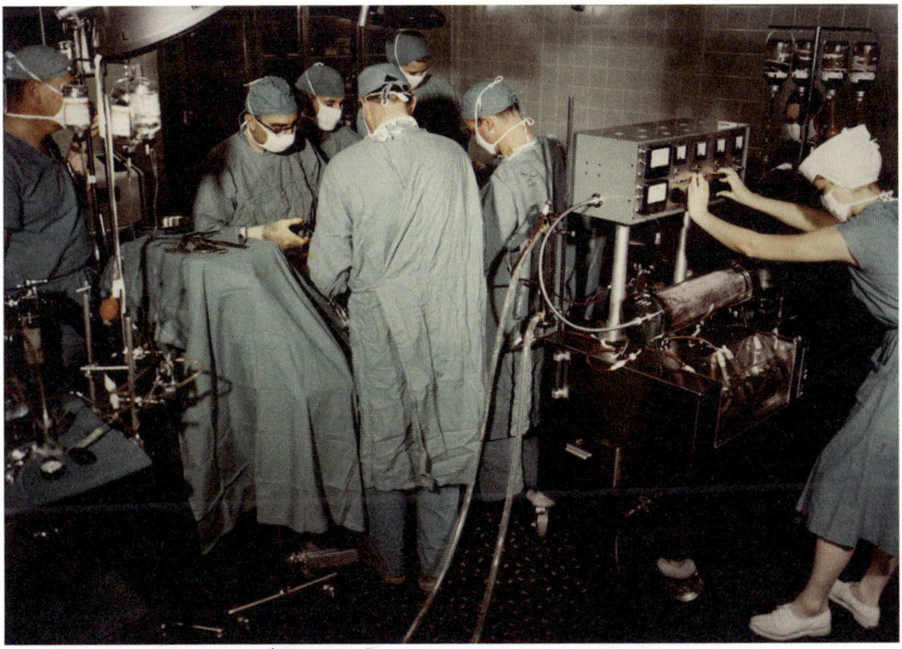

Diese Krankheiten werden nicht durch externe Erreger oder »Keime« verursacht. Es handelt sich um Reaktionen auf Umwelteinflüsse oder den Lebensstil, den wir – manchmal zwangsläufig – führen. Obwohl wir viel Geld für die Medizin ausgeben – weltweit durchschnittlich 10% des Bruttoinlandsprodukts, bzw. 2015 rund 7,6 Trillionen US-Dollar – lassen große Fortschritte wie im späten 19. und frühen 20. Jahrhundert auf sich warten.

Als nach dem Zweiten Weltkrieg in Europa Krankenversicherungssysteme entstanden, nahm man an, die Hauptursachen von Krankheiten im Griff zu haben, sodass der Bedarf nach Gesundheitsversorgung abnehmen würde. Weltweit war jedoch eine gegenteilige Entwicklung zu verzeichnen.

Je gesünder wir geworden sind, desto mehr Gesundheitsfürsorge fordern wir und desto mehr Angst haben wir. Hinzu kommt, dass es für viele Krankheiten keine Heilmittel gibt: von Schizophrenie und Alzheimer über die Grippe bis zur gewöhnlichen Erkältung. Und einige frühe Erfolge zeigen unvorhergesehene Folgen.

Epigenetik Forschungsgebiet, das sich mit vererbbaren Veränderungen im Ausdruck der Gene beschäftigt, die unabhängig von Veränderungen in der DNS sind. Gesucht werden vor allem biologische Mechanismen, um Gene ein- oder auszuschalten.

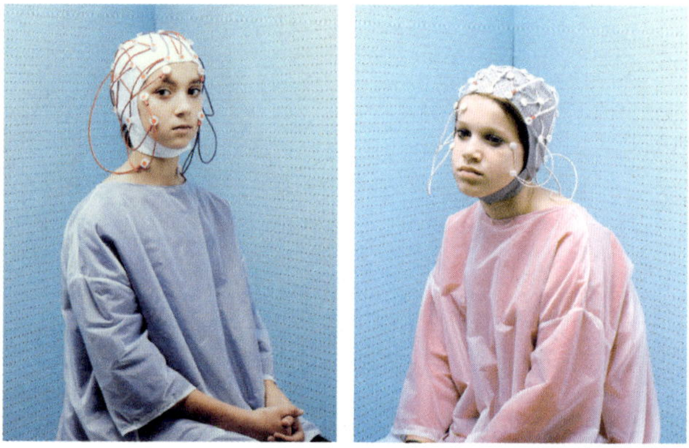

A

Jedes neue Wissen hat neue Komplexitäten enthüllt. Die Entschlüsselung des menschlichen Genoms hat Optimismus geweckt, aber kaum therapeutische Fortschritte gebracht, denn nur wenige Krankheiten sind an einzelne Gene gebunden. Gravierende Probleme wie Depressionen entstehen durch ein Zusammenwirken von Genen, Umwelt, Kindheitserfahrungen und Zufällen. Der neue Forschungszweig der **Epigenetik** hat gezeigt, dass Umweltfaktoren bestimmte Gene verändern können und dass diese Veränderungen erblich sind. Wir sind mehr als ein mechanisches Abbild unserer DNS. Ist es an der Zeit, unseren technologischen und übermäßig teuren Optimismus zu zügeln?

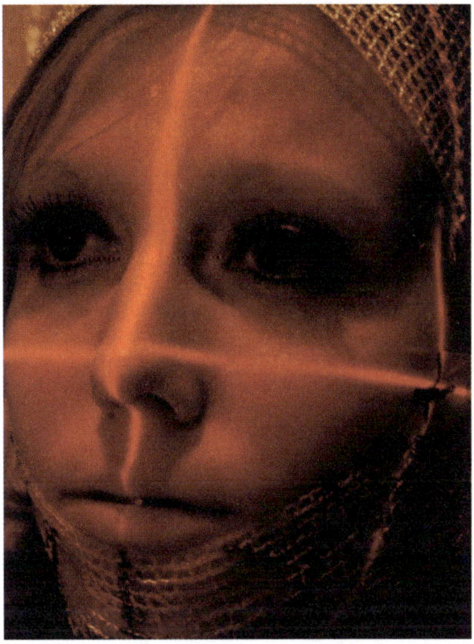

B

Früher hatte die Medizin konkrete Ziele, z. B. die Pest zu besiegen. Heute ist dies nicht so klar. Wenn eine erhöhte Lebenserwartung mit Senilität, Mehrfacherkrankungen und Verlust der Unabhängigkeit einhergeht, ist es dann sinnvoll, wenn uns die Medizin um jeden Preis – ungeachtet der Lebensqualität – am Leben halten will? Angesichts der explodierenden Kosten, der unvorhergesehenen Nebenwirkungen und dem ständigen Risiko, mehr Schaden als Nutzen zu bringen, müssen wir uns dringend fragen, welchen Zweck die Medizin heute haben soll.

A Ergebnisse der Neurowissenschaft geben faszinierende Einblicke in das letzte unbekannte Gebiet der Medizin, das Gehirn. Die Möglichkeit medizinischer Eingriffe ins Gehirn wirft allerdings ethische Fragen auf.

B Kaum eine Krankheit ist so angstbehaftet wie Krebs. Viele Arten sind nach wie vor tödlich, wenn auch nicht mehr alle. Das Foto zeigt einen Kreuzlaser zur akkuraten Ausrichtung von Neutronenstrahlen.

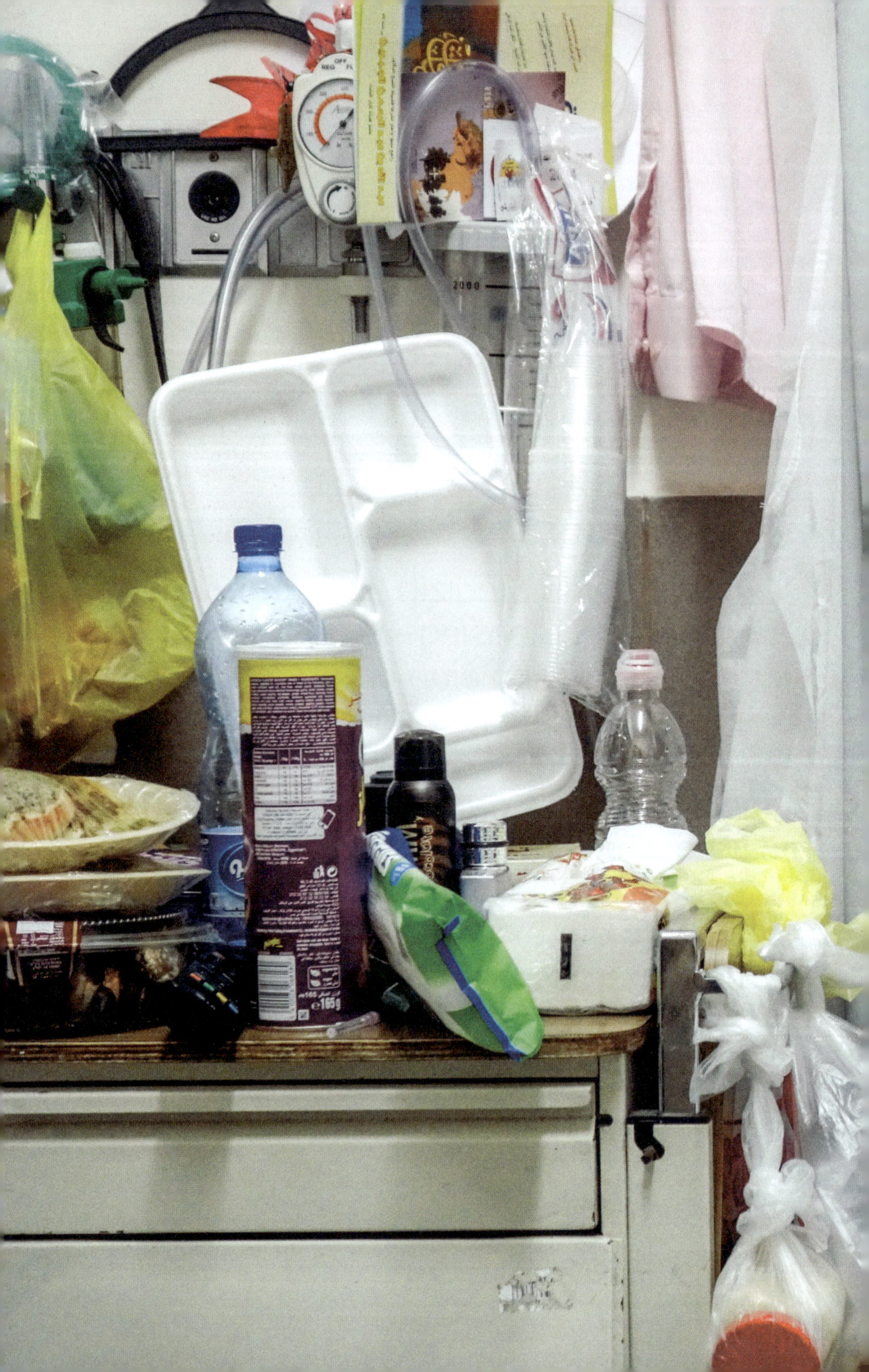

2. Wie wirkungsvoll ist die Medizin?

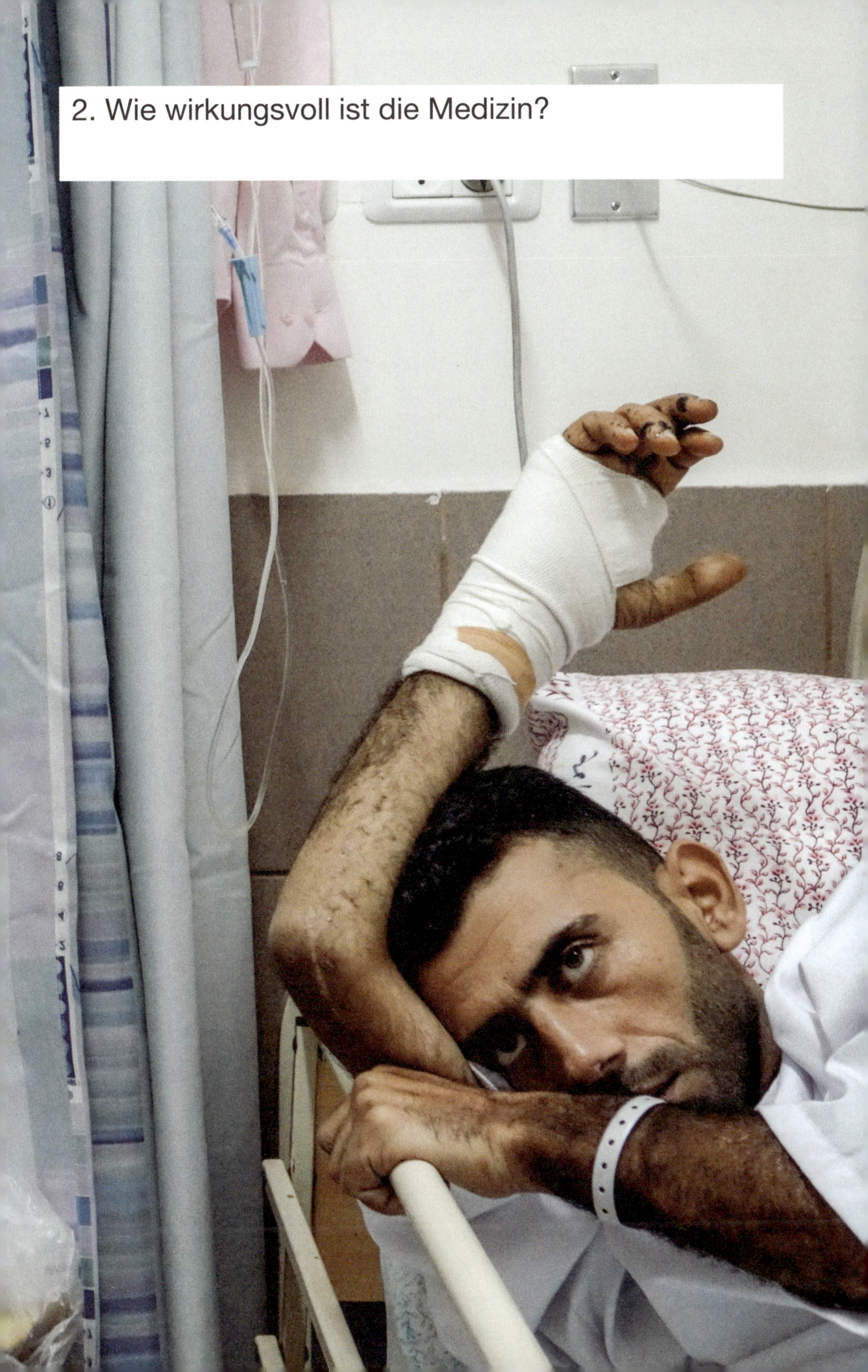

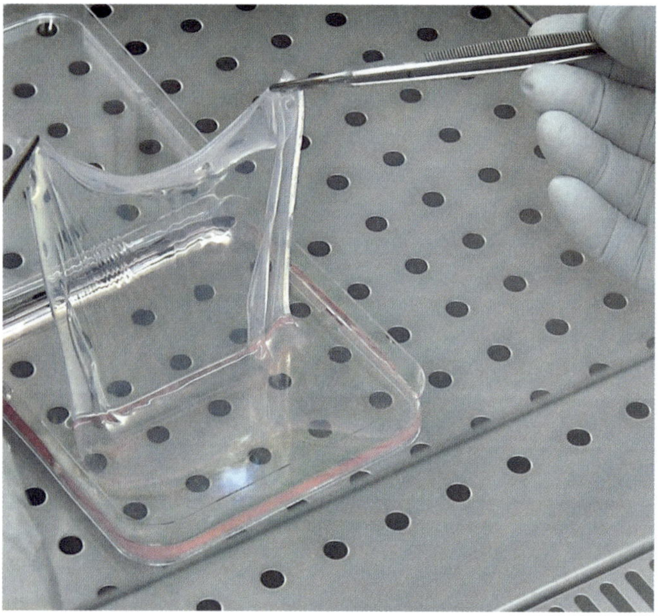

A

Palliativpflege Pflege für Menschen im Endstadium einer tödlichen Krankheit ohne Heilungsaussichten. Wesentliche Elemente sind Schmerzlinderung sowie emotionale, psychologische und spirituelle Betreuung.

Opioide Stoffe, die direkt auf das zentrale Nervensystem wirken und normalerweise bei akuten oder chronischen Schmerzen angewandt werden. Sie können abhängig machen und Überdosierung kann zum Tod führen. Darum ist die Abgabe oft reguliert.

2015 erwogen deutsche Ärzte, einen syrischen Jungen in die **Palliativpflege** zu verlegen. Er litt an der seltenen Erbkrankheit Epidermolysis bullosa, die zur Zersetzung der Haut führt. Ihm war nur noch ein kleines Stück Haut am Oberschenkel geblieben. Alle Behandlungsversuche waren fehlgeschlagen, der Junge erhielt Morphine zur Schmerzlinderung. Dann wagten italienische Ärzte eine genetische Maßnahme: Sie entnahmen Epidermiszellen aus der verbliebenen Haut und setzten ein Virus ein, um das defekte Gen (LAMB3) zu korrigieren. Aus den neuen Zellen züchteten sie im Labor Kolonien, aus denen sich genetisch veränderte Hautflächen entwickelten – nahezu genug für den ganzen Körper. Diese wurden in zwei Operationen auf den Körper verpflanzt und wuchsen innerhalb eines Monats an. Die neue Haut regenerierte sich selbst, weil sie Stammzellen enthielt. Zwei Jahre später ging der Junge wieder zur Schule und spielte Fußball. Er braucht weder Salben noch Medikamente, und weil die neue Haut aus seinen eigenen Zellen gezüchtet wurde, besteht keine Gefahr, dass sein Körper sie abstößt.

Dieser Erfolg beeindruckt. Die Gentechnik hatte zwar Mühe, die anfänglichen Erwartungen zu erfüllen, doch dieses Einzelschicksal gibt Millionen von Menschen, die an schweren Hautkrankheiten leiden, neue Hoffnung.

Es gibt aber auch eine Schattenseite, die sich allmählich in den USA herauskristallisiert. Überdosierung von verschreibungspflichtigen Opioiden oder ihren illegalen Äquivalenten ist heute die Hauptursache für Todesfälle bei Menschen unter 50.

B

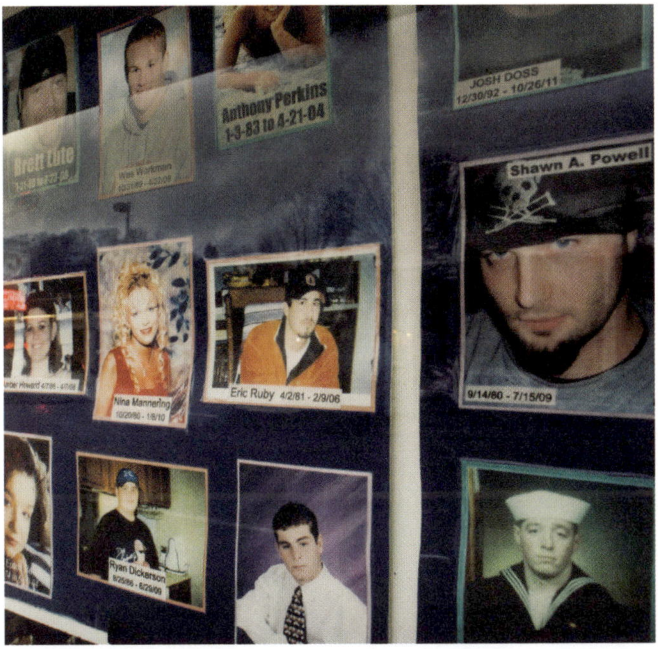

A Zur Behandlung einer seltenen, schweren Hautkrankheit wird im Labor genetisch veränderte Schafshaut gezüchtet. An die moderne Gentechnik knüpft sich die Hoffnung auf bedeutende Fortschritte in der Therapie.

B Gedenkwand für Opfer von Drogenmissbrauch und Gewalt in Ohio. Trotz enormer Fortschritte der Medizin ist in den USA, dem reichsten Land der Welt, die Lebenserwartung aufgrund von Opioid-Abhängigkeiten gesunken.

2015 gab es in den USA 52 000 Drogentote, das sind 142 Tote pro Tag. 2016 waren es fast 63 000, also über 170 pro Tag. Das sind mehr Opfer als durch Autounfälle und Schießereien zusammengenommen.

An dem komplexen Problem sind verschiedene Ursachen und Mitspieler beteiligt. Fraglos spielt dabei auch die aggressive Vermarktung süchtig machender Schmerzmedikamente eine Rolle. Der Ursprung der Opioid-Epidemie geht auf die 1990er-Jahre zurück, als US-Pharmaunternehmen legale Narkotika vermarkteten, vor allem das langsam wirksame, halbsynthetische Opioid OxyContin. Man führte eine raffinierte und überaus gewinnbringende Marketingkampagne, außerdem empfahlen Ärzte das Präparat gegen Schmerzen aller Art. Den Patienten wurde zugesichert, es berge keine Gefahr. Das war falsch, aber trotz der hohen Suchtgefahr wurde es in großen Mengen verordnet. Als das Problem erkannt und das Präparat beschränkt wurde, kauften viele Menschen **Fentanyl** auf dem Schwarzmarkt – mit tödlichen Folgen. 2015 waren über 2 Millionen Amerikaner von Opioiden abhängig und 97,5 Millionen (36,4 % der Bevölkerung) nahmen verschreibungspflichtige Schmerzmedikamente ein.

Schmerz, körperlich wie seelisch, ist im menschlichen Leben endemisch.

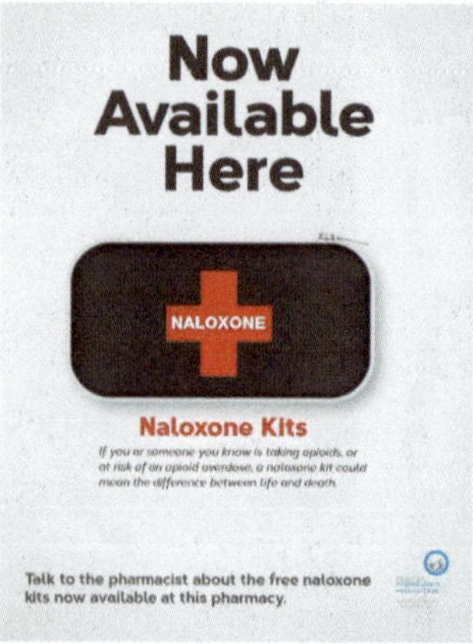

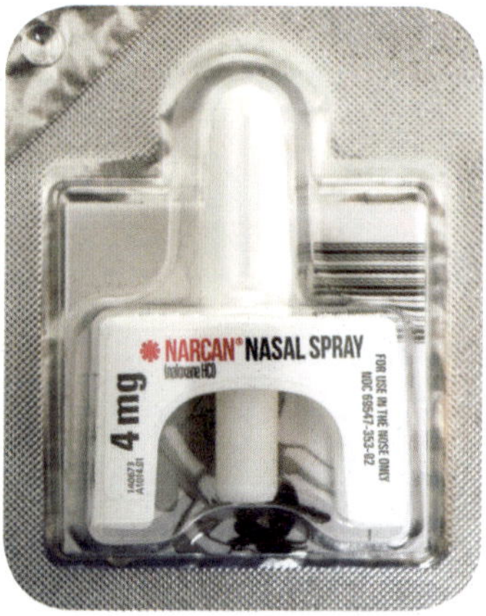

A

Fentanyl
Ein starkes synthetisches (im Labor hergestelltes) Opioid, chemisch dem Morphium ähnlich, aber 50–100-mal stärker. Es ist verschreibungspflichtig und wird bei starken Schmerzen, z. B. nach Operationen, eingesetzt.

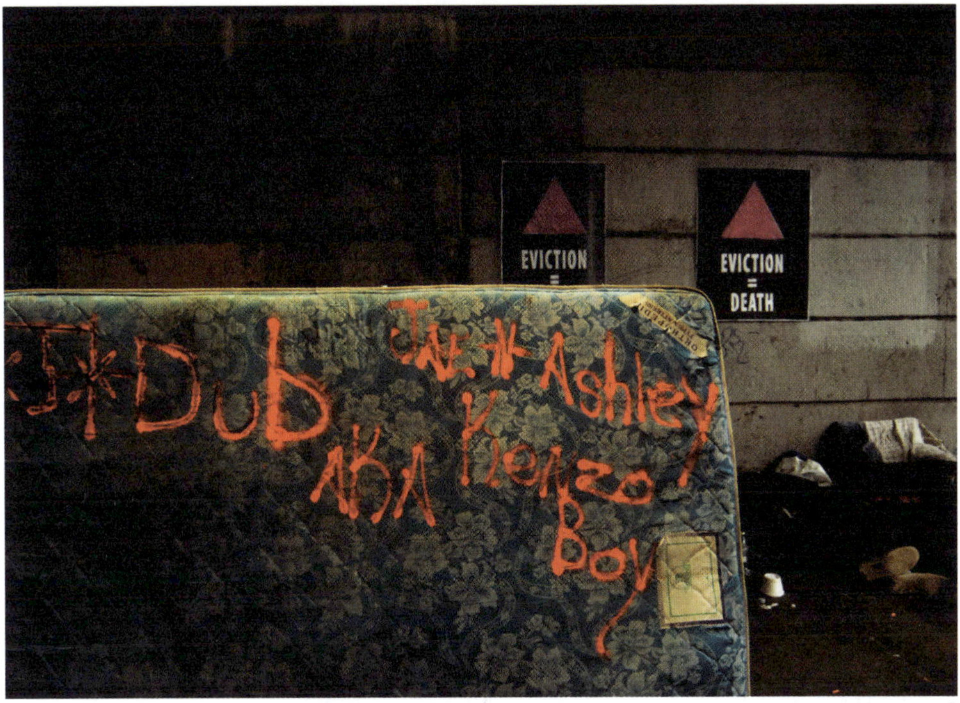

B

A 2018 empfahl der Leiter des öffentlichen Gesundheitsdiensts der USA, dass mehr Menschen den Umgang mit Naloxon lernen und das Mittel bei sich tragen können. Es kann als Injektion oder Nasenspray verabreicht werden und hemmt die Wirkung einer Opioid-Überdosis, bis ein Rettungsdienst übernimmt. Bedenken bestehen wegen der steigenden Kosten für Naloxon.

B Opioid-Abhängigkeit betrifft häufig wohnungslose Menschen, wie hier in Philadelphia. Armut, geschwächte Gesundheit und ein System, in dem nicht jeder Zugang zur Gesundheitsfürsorge hat, fordern ihren Tribut.

Schmerzmedikamente werden aus naheliegenden Gründen geschätzt, haben aber keinen therapeutischen Nutzen: Sie bekämpfen nur Symptome, nicht deren Ursache.

Wie die meisten medizinischen Maßnahmen haben auch Schmerzmittel oft unerwünschte Nebenwirkungen. Dass Opioide süchtig machen, ist bekannt. Gute Medizin sollte immer den Nutzen und den Schaden einer Maßnahme sorgfältig abwägen.

Medizin ist ein komplexes Geflecht von Handeln und Erleben. Ihre Effektivität lässt sich schwer objektiv beurteilen.

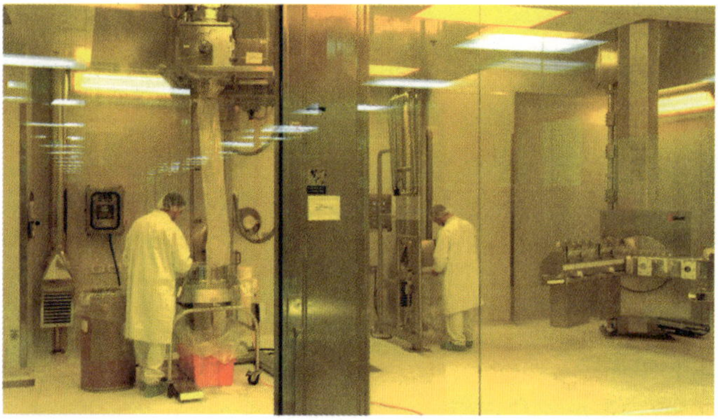

A

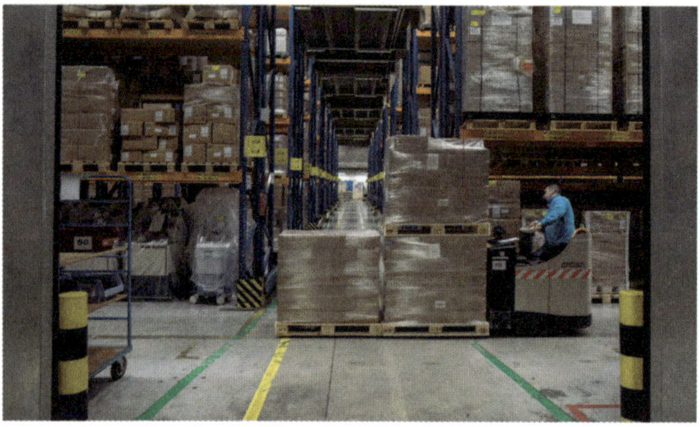

B

A Die Pharmaindustrie erwirtschaftet weltweit hohe Profite. Jeder medizinische Nutzen hat Nebenwirkungen und diese sind ein Hauptgrund für Krankheiten und Todesfälle. Hier prüfen Arbeiter Pharmaprodukte in einer Fabrik in Israel.

B Weil die Verbraucher stetige Gesundheit, Schmerzfreiheit und schnelle Lösungen bei Beschwerden erwarten, greifen Ärzte schnell zum Rezeptblock. Für Pharmaindustrie und kommerzielle Gesundheitsunternehmen ist das ein gutes Geschäft. Das Foto zeigt das Lager eines Pharmagroßhändlers in Antwerpen (Belgien).

C Medizin und Gesundheit sind auch politische Themen. Das zeigt sich beispielsweise in den kontroversen Debatten über Präsident Obamas Bestrebungen, die Gesundheitsfürsorge in den USA demokratischer zu gestalten. Hier ein Foto von einer Kundgebung der US-Republikaner in Ohio 2016.

Manche Behandlungen sind für einige Personen hochwirksam. Aber was dem einen hilft, kann für andere wirkungslos oder sogar schädlich sein. Die Opioid-Krise in den USA zeigt mehrere Faktoren, durch die die Medizin in eine gefährliche Richtung steuert.

Einige, wie z. B. unbedachte Verordnungen, liegen im Gesundheitswesen begründet und lassen sich nur dort ändern. Die Patientenerwartungen andererseits werden teilweise durch Erfolge der Medizin ausgelöst. Der Wunsch nach stetigem Glück ist aber auch ein soziales Phänomen. Die Menschen wollen, dass die Medizin sie von jedem Leiden befreit, ungeachtet seiner Art oder Ursache.

Mächtige Unternehmen, vor allem Pharmafirmen, haben das gewinnbringende Potenzial der Patientenerwartungen längst erkannt. Verständlicherweise möchten Ärzte die Beschwerden ihrer Patienten lindern. Je nach Struktur des Gesundheitswesens kann das zu Interessenkonflikten führen. Wenn ein Patient ein starkes Schmerzmittel verlangt und den Arzt selbst bezahlt, wird dieser es eher verordnen. Auch Ärzte, die unter Zeitdruck stehen, greifen oft schneller zum Rezeptblock.

Ein Arzt schwimmt gegen den Strom, wenn er seinen Patienten erklärt, dass Beschwerden nun einmal zum Leben gehören, und dass Medikamente manchmal schlimmer als die Krankheit sein können.

Suchtkrankheiten nehmen erschreckend zu, aber viel mehr Anlass zur Sorge gibt die stark ansteigende Antibiotika-Resistenz.

C

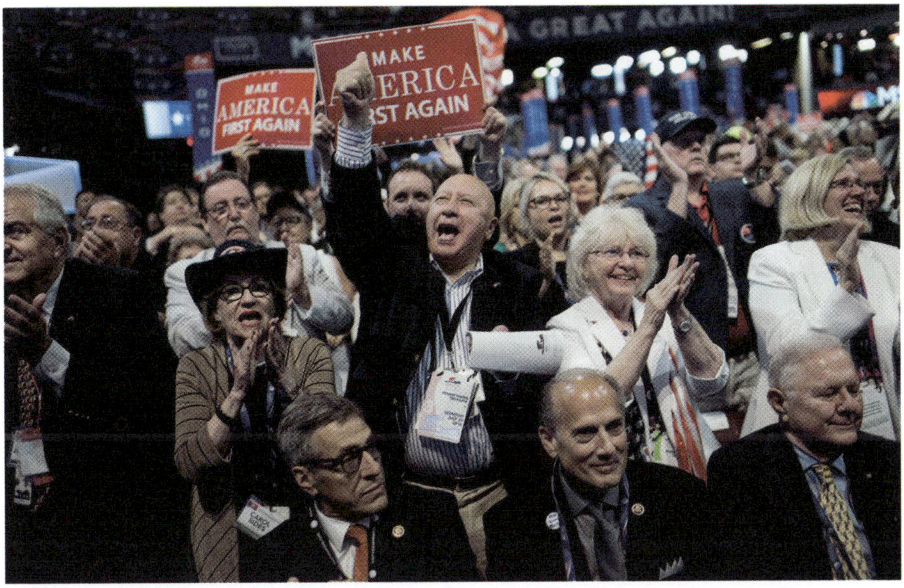

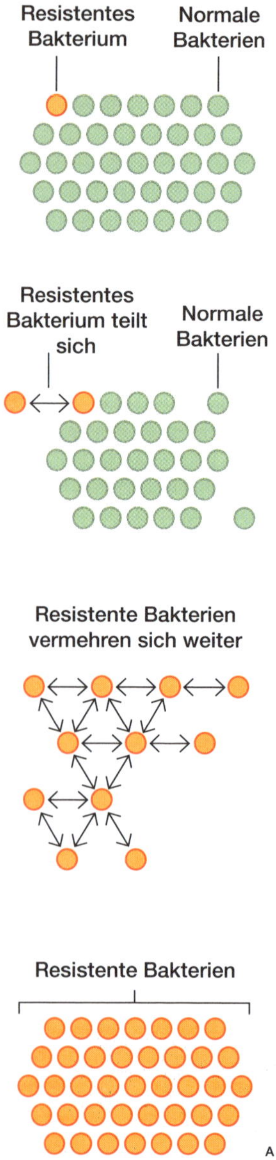

A

Teilweise ist dies ein natürlicher Prozess, den schon Darwin erkannte: ein Kampf zwischen den Bakterien und den gegen sie eingesetzten Antibiotika. Bakterien mutieren auch in der Natur und einige der Mutationen sind immun. Manche Bakterien werden durch andere immunisiert. Dieser Prozess wird aber durch übermäßige Verordnung an Menschen und durch den Einsatz in der Fleischviehhaltung erheblich beschleunigt. So haben sich gefährliche multiresistente Erreger wie **MRSA** entwickelt, die vor allem in Krankenhäusern schwere, kaum behandelbare Infektionen verursachen.

A Bakterien vermehren sich erschreckend schnell und können leicht resistent gegen Antibiotika werden. Dies wird durch falschen Einsatz von Antibiotika noch beschleunigt. Darum tauchen zurzeit Krankheiten wieder auf, die man für ausgerottet hielt.

B Tuberkulose droht wieder zum weltweiten Problem zu werden. Die Bakterien in der linken Schale werden durch Antibiotika unschädlich gemacht. Rechts wachsen resistente Bakterien.

Leider kehrt auch eine Krankheit zurück, die wir seit über 100 Jahren für überwunden hielten – die Tuberkulose. Auch das hat mit natürlicher Auslese zu tun. Bakterienstämme, denen Antibiotika nichts anhaben können, überleben und vermehren sich. Ein zweiter Grund liegt darin, dass manche Patienten die langwierige Behandlung nicht konsequent durchgehalten haben. Inzwischen sind Erreger aufgetaucht, die gegen die beiden stärksten Medikamente resistent sind (MDR-TB), aber auch extrem resistente Stämme (XDR-TB), zu deren Behandlung keine Medikamente zur Verfügung stehen.

MRSA (Methicillinresistenter Staphylococcus aureus) Ein Bakterientyp, der gegen die gängigsten Antibiotika resistent und darum schwer zu behandeln ist. Er kann die Haut besiedeln und harmlos sein, aber für Menschen mit Vorerkrankungen gefährlich werden.

Marktversagen Bezeichnung für Umstände, unter denen die Bereitstellung von Ressourcen in einem freien Markt ineffizient ist, z. B. wenn sich Angebot und Nachfrage nicht decken.

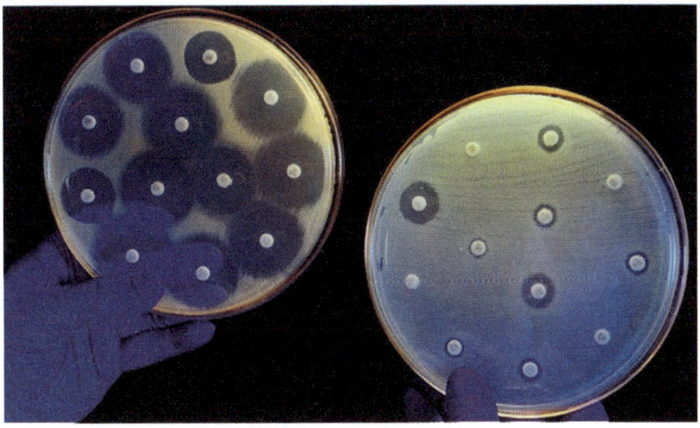

B

Das Antibiotika-Problem ist zugleich ein Beispiel für gravierendes **Marktversagen**. Die meisten Pharmaunternehmen treiben die Antibiotikaforschung nicht mehr voran und in den letzten 40 Jahren wurden nur zwei Klassen von Antibiotika eingeführt.

Im Gegensatz zu Statinen, die Patienten ein Leben lang nehmen und die darum langfristig Gewinn abwerfen, werden Antibiotika nur kurzzeitig verordnet. Wegen ihres Einsatzes bei akut lebensbedrohlichen Krankheiten werden die Preise oft niedrig gehalten. Außerdem ist die Haltbarkeit wegen des Resistenzrisikos kurz. Für Pharmafirmen ist es darum nicht sonderlich wirtschaftlich, in sie zu investieren.

Zur Beurteilung der Wirksamkeit der Medizin müssen auch ihre Alltagstauglichkeit und die nicht zu beseitigende Unsicherheit betrachtet werden. Nur wenige Laien kennen das Ausmaß der Unsicherheit, trotz allen wissenschaftlichen Anspruchs. Beispiele sind die Maßnahmen bei zwei verbreiteten Leiden: Prostatakrebs und Rückenschmerzen.

Prostatakrebs ist die häufigste Krebsform bei Männern. 2012 wurden weltweit über 1,1 Millionen Fälle erfasst, davon etwa 15 % Neuerkrankungen. Besonders hoch waren die Raten auf Martinique, gefolgt von Norwegen und Frankreich. Die Zahl der Todesfälle liegt in England bei etwa 10 000, in den USA bei 30 000.

Zur Diagnose von Prostatakrebs wird normalerweise ein spezieller Bluttest durchgeführt und gegebenenfalls durch eine Biopsie bestätigt. Liegt Krebs vor, gibt es mehrere Möglichkeiten: man kann beobachten, ohne aktiv zu behandeln, man kann die Prostata chirurgisch entfernen (Prostatektomie), eine Hormon- oder eine Strahlentherapie anwenden. Manchmal werden verschiedene Therapien kombiniert. Allerdings ist schwierig zu erkennen, welche Formen tödlich sind. Manche Männer werden mit Prostatakrebs alt, andere sterben daran. Strahlentherapie und Prostatektomie haben erhebliche Nebenwirkungen wie Verdauungsbeschwerden, Inkontinenz und Impotenz (in manchen Ländern verzichtet man aus Furcht vor Überbehandlung auf **Bevölkerungs-Screenings**). Die Diagnose ist zuverlässig und weitgehend schmerz- und risikolos. Unsicherheit besteht hinsichtlich der Behandlung. Viele Patienten finden eine Krebsdiagnose erschreckend und wählen eine radikale Lösung. In manchen Fällen ist das aber unnötig und mit unangenehmen und anhaltenden Nebenwirkungen verbunden.

Bei vielen Behandlungsentscheidungen schwingt Unsicherheit mit.

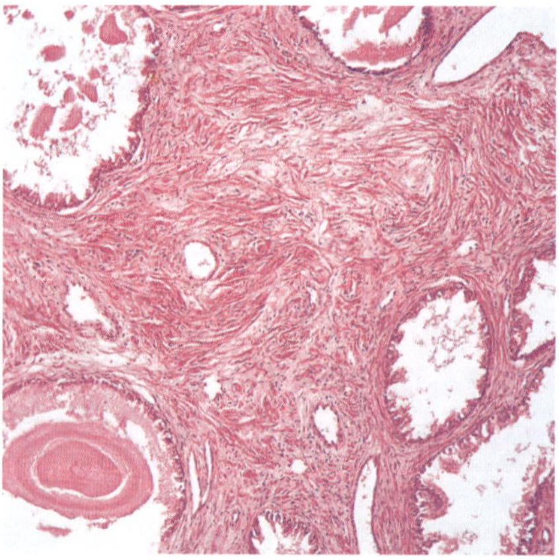

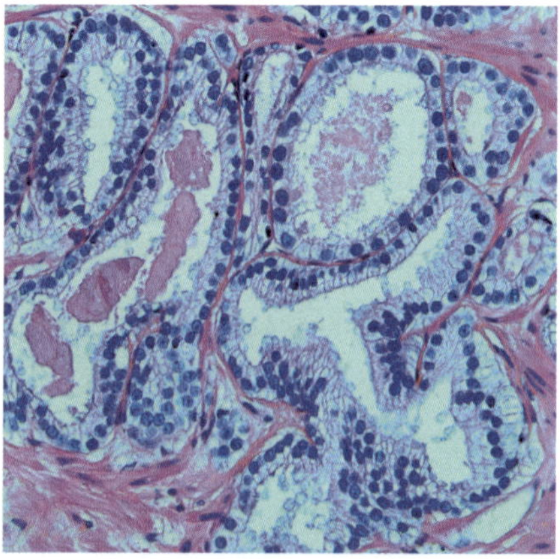

A

A Die Behandlung von Prostatakrebs – hier eine Lichtmikrografie – stellt Ärzte und Patienten vor Probleme, weil noch nicht bekannt ist, welche Krebsarten tödlich verlaufen können. Wegen der gravierenden Nebenwirkungen der Behandlung entscheiden sich manche Patienten, die Unsicherheit in Kauf zu nehmen.

B Obwohl unsere Erwartungen an die Medizin steigen und die Technologien zur Erfüllung dieser Erwartungen immer teurer werden, scheint der Nutzen abzunehmen. Viele Patienten mit Prostatakrebs konnten durch die Therapie – hier im Bild die Strahlentherapie – nicht geheilt werden.

B

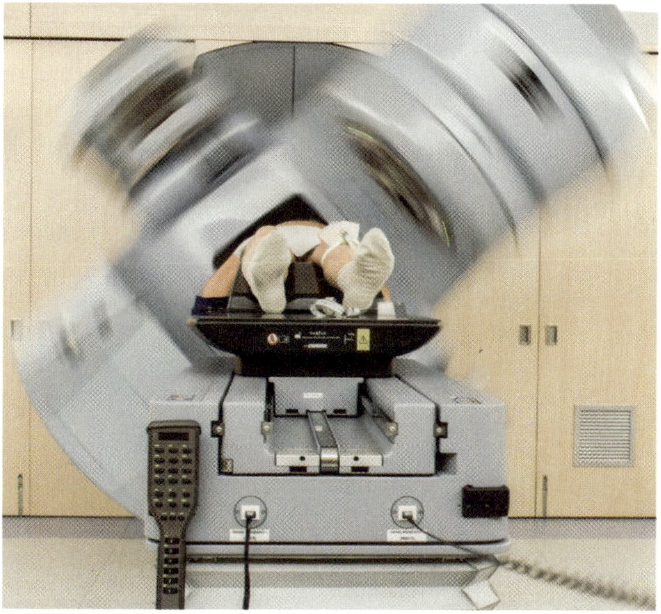

Bevölkerungs-Screening Auch Reihenuntersuchung. Systematische Untersuchung zahlreicher meist symptomfreier Personen auf eine bestimmte Krankheit hin, um Behandlungs- oder weiteren Untersuchungsbedarf festzustellen.

MRT Magnetresonanztomografie. Untersuchungsmethode mit starken Magnet- und Funkwellen zur Darstellung detaillierter Bilder aus dem Körperinneren. Die Methode birgt weniger Risiken als das Röntgen.

Ein anderes Beispiel ist das **MRT** bei Rückenschmerzen, weltweit einer Hauptursache für Bewegungseinschränkungen. Das MRT birgt kaum Risiken und liefert sehr detaillierte und genaue Bilder der Wirbelsäule, aber die Untersuchung ist teuer, zeitaufwendig und in vielen Fällen nahezu nutzlos. Rückenschmerzen sind oft unspezifisch – niemand weiß genau, woher sie kommen. Gerade dann können Scans unvorteilhaft sein. Die Wirbelsäule ist natürlicher Abnutzung ausgesetzt. Wenn wir altern, verändert sie sich, ebenso wie die Haut faltig wird oder die Haare ergrauen. Ein MRT macht solche Veränderungen sichtbar, aber es zeigt nicht an, ob sie die Ursache der Schmerzen sind. In einer Studie wurden MRT-Scans von gesunden Menschen ohne Rückenschmerzen ausgewertet: Bei 87 % wurden Anomalien festgestellt.

Dieses Problem bezieht sich nicht nur auf Rückenschmerzen. Unser Körper ist nicht perfekt und er verändert sich mit dem Alter. In den letzten Jahren wurden verschiedene Diagnoseverfahren entwickelt, die der Patient selbst bezahlen muss – von **DNS-Sequenzierung** bis zu Gehirnscans zur Erkennung bösartiger Veränderungen. Die Ergebnisse geben aber nur selten Aufschluss über klinisch bedeutsame Veränderungen und sie müssen von einem Fachmann ausgewertet werden. Zudem können sie beim Patienten Ängste auslösen. Was ist beunruhigender als »wissenschaftlich belegte« Anomalien oder bedrohliche Schatten und Formen auf einem konturscharfen MRT-Bild? Aus Sorge lassen die Patienten eventuell weitere teure, aber unnötige Untersuchungen durchführen oder willigen in überflüssige Behandlungen mit Nebenwirkungen ein.

Nicht nur Unsicherheit führt zu übermäßiger Diagnostik und Behandlung. Die Definition für Krankheit erweitert sich und die Diagnoseschwelle sinkt. Menschen im Frühstadium von Erkrankungen werden oft zu eiligem Handeln gedrängt. Das ist sinnvoll, wenn eine lebensgefährliche Krankheit erkannt wird, solange sie noch behandelbar ist. Es kann aber auch bewirken, dass Krankheiten diagnostiziert werden, obwohl keine Symptome oder Gefährdungen vorliegen. Diese Überdiagnostizierung kann gesunde Menschen für krank erklären und sie den Risiken einer unnötigen Behandlung aussetzen. Das kostet viel Geld, das woanders besser investiert wäre.

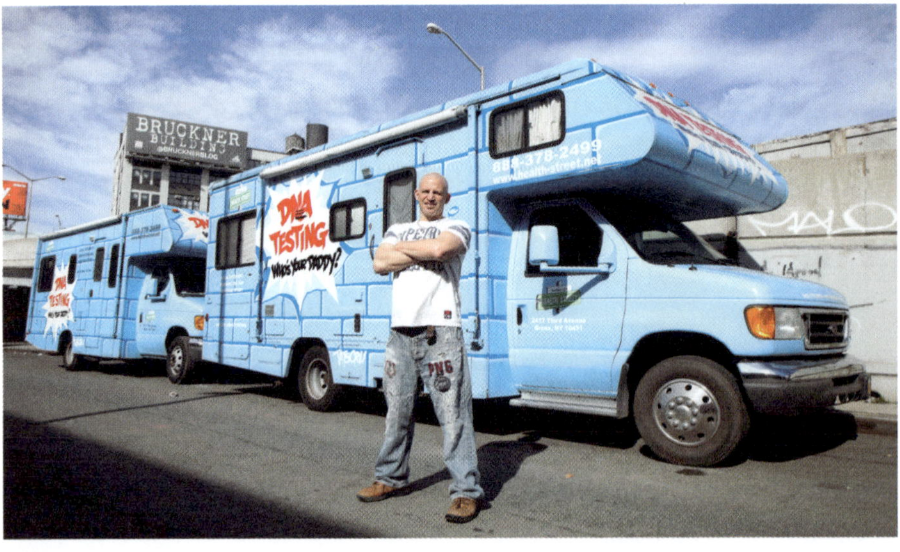

A

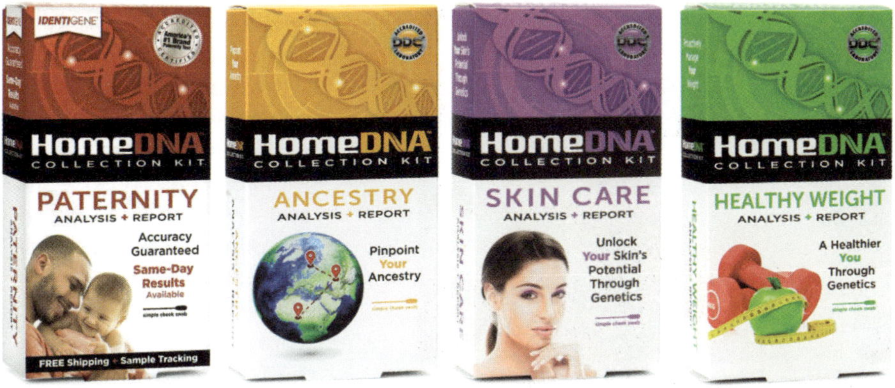

B

Medizinischer Aktivismus ohne Nutzen für die Gesundheit ist zu viel Medizin.

Ein klassisches Beispiel für Überdiagnostik und Überbehandlung ist der Schilddrüsenkrebs. 2013 hat der amerikanische Forscher Juan Brito zusammen mit Kollegen festgestellt, dass sich im Lauf von 30 Jahren die Zahl der erkannten Fälle durch verbesserte Diagnosetechniken verdreifacht hatte. Ein vergleichbarer Anstieg der Todesfälle war jedoch nicht zu beobachten.

DNS-Sequenzierung Bestimmung der Abfolge der vier chemischen Hauptbausteine in einem DNS-Molekül. Sie liefert Informationen über die in einem bestimmten DNS-Segment enthaltenen genetischen Informationen.

A Der Unternehmer Jared Rosenthal nahm 2010 ein DNS-Testmobil in Betrieb. Frei zugängliche Diagnoseverfahren bewirken, dass wir mehr über unseren Gesundheitszustand erfahren. Fraglich ist nur, wie viel davon tatsächlich klinisch bedeutsam ist.

B Die mit einem Do-it-yourself-DNS-Test gewonnenen Informationen müssen medizinisch ausgewertet und dem Patienten erläutert werden. Mehr Information ist nicht immer ein Gewinn. Solche Tests können zu Überdiagnosen und teuren, unnötigen Behandlungen führen.

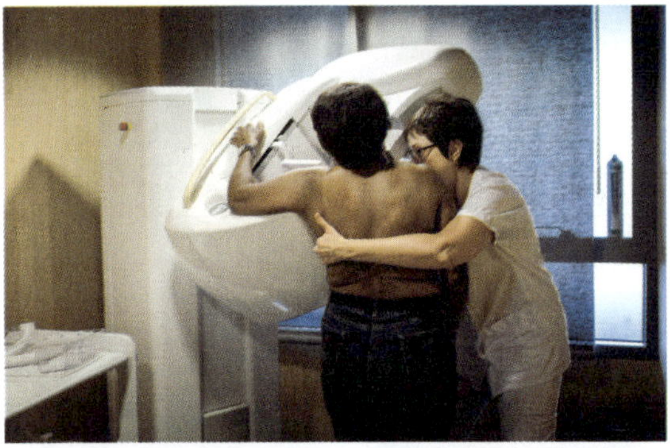

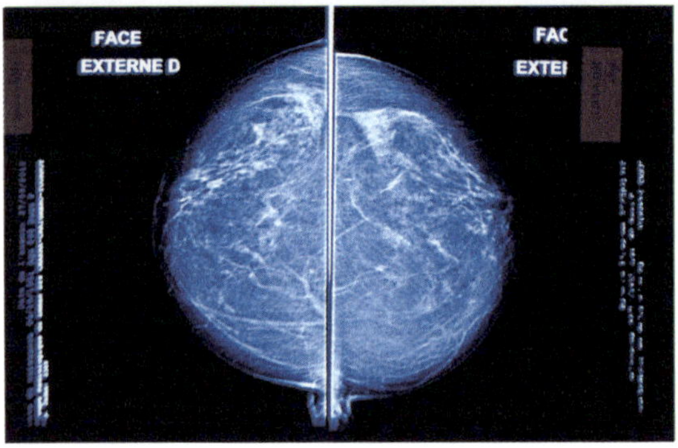

A

Randomisierte kontrollierte Studie (RCT) Eine Interventionsstudie, in der die Probanden willkürlich in zwei oder mehr Gruppen eingeteilt werden. Eine Gruppe bekommt ein bestimmtes Medikament. Die andere (Vergleichs- oder Kontrollgruppe) erhält ein anderes Medikament, ein Placebo oder gar nichts. Die RTC gilt in der Forschung als bestes Studiendesign für Medikamente oder andere medizinische Maßnahmen.

Embolie Verschluss einer Arterie, normalerweise durch ein Blutgerinnsel oder eine Blase. Wird dadurch die Blutversorgung eines wichtigen Organs unterbunden, kann die Embolie schwere Schäden oder den Tod verursachen.

Kommerzielle Unternehmen wie Pharmafirmen und Hersteller medizinischer Geräte haben ein Interesse daran, den Krankheitsbegriff zu erweitern. 2014 analysierte der australische Journalist Ray Moynihan mit Kollegen 16 Veröffentlichungen nationaler und internationaler Körperschaften, die zwischen 2000 und 2013 herausgegeben wurden und Diagnosekriterien für zwölf in den USA verbreitete Krankheiten definierten. Zehn davon erweiterten die Definition, eine engte sie ein, bei fünf war die Auswirkung unklar. Rund 75% Prozent der Gremienmitglieder hatten Beziehungen zur Industrie und zwölf Gremien standen Personen mit Verbindungen zu Unternehmen vor.

Screenings können ebenfalls Überdiagnose und Überbehandlung nach sich ziehen. Wenn zahlreiche meist asymptomatische Menschen systematisch auf eine bestimmte Krankheit untersucht werden, können Krankheiten wie Krebs erkannt werden, bevor Symptome auftreten. Allerdings sind solche Reihenuntersuchungen nicht immer genau und durch falsche Ergebnisse können gesunde Menschen für krank erklärt werden. Zudem können sie bei Menschen, die nie klinisch bedeutsame Symptome entwickelt hätten, zu einer Überbehandlung führen.

In den letzten Jahrzehnten hat die Medizin auf solche Unsicherheiten reagiert und beweisbare Resultate gefordert. Ergebnisse **randomisierter, kontrollierter Studien (RCT)** sollten zwei historische Grundpfeiler der klinischen Medizin ersetzen: traditionelle Behandlungsweisen und theoriegestützte Intuition von Ärzten.

Es gab durchaus Erfolge, beispielsweise deutliche Verbesserungen in der Asthmabehandlung und bei der Vorbeugung postoperativer **Embolien**. RCTs konzentrieren sich aber meist auf eine Krankheit und erfassen keine Personen mit mehreren Erkrankungen. Diese kommen aber in der Realität häufig vor. Wie sinnvoll sind also RCTs? Zudem kann die übergenaue Befolgung der Richtlinien bewirken, dass die Ärzte statt individueller Patienten nur statistische Größen behandeln. Oft geben Pharmafirmen Forschungsziele vor, was bei denjenigen, die Richtlinien entwickeln, zu Interessenkonflikten führen kann. Was John Ioannidis, Professor in Stanford, 2005 in einer Veröffentlichung zeigte, ist noch beunruhigender: Es gibt gute Gründe, die Zuverlässigkeit der publizierten Studienergebnisse anzuzweifeln.

A Mammografie-Reihenuntersuchungen können der Früherkennung von Brustkrebs dienen. Sie können aber auch falsche Ergebnisse liefern und gesunde Menschen für krank erklären.

B Ein Medikament gegen Osteoporose wird in Russland an einer Patientin erprobt. Üblich sind randomisierte, kontrollierte Studien. Da aber immer einzelne Störungen untersucht werden, ist die Anwendbarkeit der Ergebnisse fraglich.

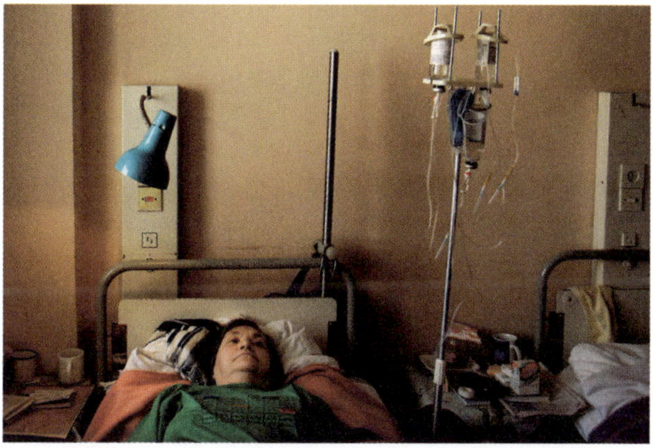

B

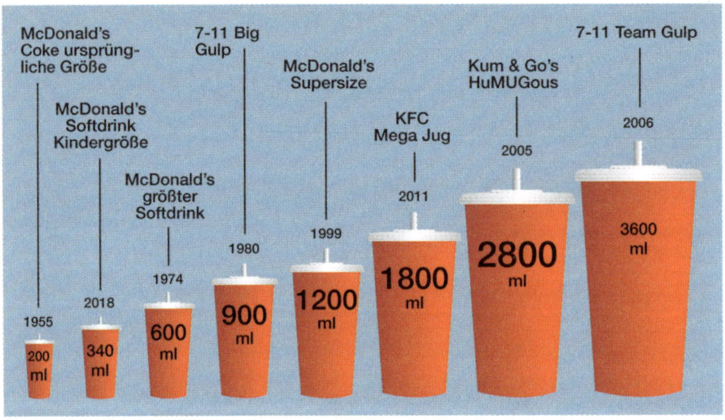

A

A Verbreitete Krankheiten wie Herzerkrankungen, Übergewicht und Muskel- oder Knochenprobleme haben mit der Lebensweise zu tun. Die seit 1955 steigenden Portionsgrößen sind nur ein Faktor.

B Schon Hippokrates meinte, Bewegung sei die beste Medizin. Heute bemüht sich das Gesundheitswesen, die Menschen zu Aktivität zu animieren. Das Foto zeigt leicht übergewichtige ältere Menschen bei der Wassergymnastik.

Die bittere Ironie unserer Zeit liegt darin, dass wir einerseits viele Krankheiten besiegt haben, andererseits aber von Wohlstandskrankheiten bedroht werden. Der Weltgesundheitsorganisation (WHO) zufolge leidet ein Drittel der Weltbevölkerung an Übergewicht und jeder Zehnte ist fettleibig. Das hat gravierende Folgen für die Gesundheit: Herzkrankheiten, Schlaganfälle, Bluthochdruck, Depressionen, Muskel- und Knochenbeschwerden wie Osteoarthritis, Diabetes Typ 2 sowie verschiedene Krebsarten (u. a. Brust, Darm, Niere, Leber und Uterus). Gleichzeitig leiden weltweit fast 800 Millionen Menschen an Unterernährung und 2 Milliarden an **Mikronährstoffmangel**. Übergewicht und Mangelerscheinungen können gleichzeitig vorliegen.

Übergewicht und andere Zivilisationskrankheiten zeigen die Grenzen der Medizin auf. Abgesehen von Empfehlungen zur Lebensführung können Ärzte lediglich punktuell pathologische Reaktionen behandeln, etwa auf extreme Gewichtszunahme oder die Folgen von Alkohol, Drogen und Nikotin. Das McKinsey Global Institute stellte 2014 fest, dass von 74 Maßnahmen gegen Übergewicht nur vier eine direkte Therapie beinhalteten. Zivilisationskrankheiten sind die Folge des persönlichen Lebensstils und der sozialen Strukturen, die ihn begünstigen. Die Medizin hat darauf nur wenig Einfluss.

Kein Zweig der Medizin ist umstrittener und ungewisser als die Psychiatrie.

Thomas Szasz (1920–2012), Professor für Psychiatrie an der Syracuse University in New York, stellte die umstrittene These auf, psychische Krankheiten gebe es nicht. Er meinte, der Körper könne krank werden, jedoch nicht Geist oder Seele. Um psychische Krankheiten zu beschreiben, überträgt man Begriffe aus der physischen Medizin auf Psyche und Verhalten. Diese »Medikalisierung« seelischer Leiden nützt einerseits den professionellen Interessen der Psychiatrie und andererseits der gesellschaftlichen Notwendigkeit von Reglementierung und Kontrolle. Der französische Historiker und Philosoph Michel Foucault (1926–1984) bestritt sogar, dass es eine objektive »Wissenschaft« psychischer Krankheiten geben könne. Es ginge nicht um Gesundheit, sondern um die soziale Kontrolle von Menschen, die sich für eine abweichende Lebensweise entschieden.

Die Ideen der **Antipsychiatriebewegung** der 1960er- und 1970er-Jahre scheinen uns heute weniger dringlich. Das hat teilweise mit gesellschaftlichen und institutionellen Veränderungen zu tun. Die Zeit der riesigen psychiatrischen Anstalten ist vorbei. Heute besteht das Problem eher darin, psychisch Schwerkranken angemessene Unterstützung zu bieten. Solche Patienten können sehr labil sein und eine geschützte Unterbringung mit adäquater Fürsorge und Betreuung benötigen.

Mikronährstoffmangel
Ungenügende Versorgung mit wichtigen Vitaminen und Mineralien, die zu Krankheiten wie Anämie oder Pellagra führen kann. Schätzungen zufolge leiden weltweit mehr als 2 Milliarden Menschen an Mikronährstoffmangel.

Antipsychiatriebewegung Eine lose definierte politische und soziale Strömung, angelehnt an die Werke der Soziologen R. D. Laing (Großbritannien) und Thomas Szasz (USA). Sie vertritt die Meinung, dass die Psychiatrie keine Wissenschaft sei, sondern eine aufgezwungene Form der sozialen Kontrolle, die für die Betroffenen eher Schaden als therapeutischen Nutzen bringe.

B

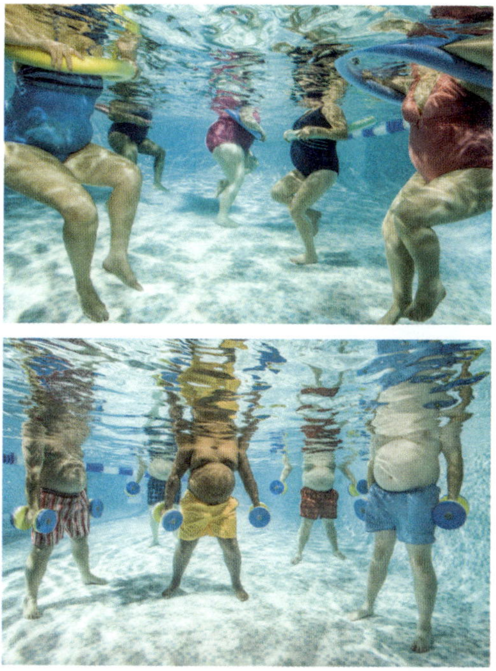

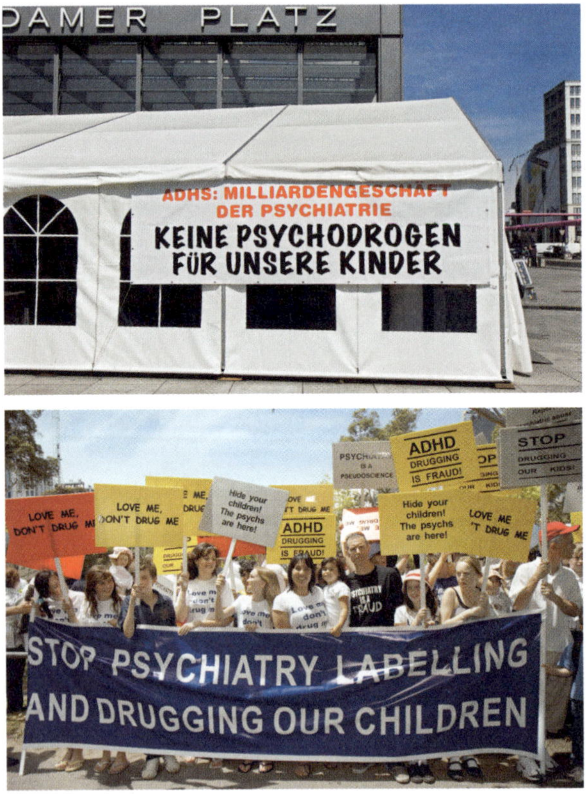

A

Selektive Serotonin-Wiederaufnahmehemmer (SSRI) Diese weltweit meistverordneten Antidepressiva bewirken eine Erhöhung des Serotoninspiegels im Gehirn. Serotonin ist ein Botenstoff und hat weitere Funktionen. Es kommt im menschlichen Darm vor und ist an der Regulierung von Stimmungen beteiligt.

DSM *(Diagnostic and Statistical Manual of Mental Disorders)* Ein in den USA entwickelter Leitfaden zur Kategorisierung psychischer Erkrankungen, der objektive Kriterien zur Diagnose psychischer Krankheiten bereitstellen soll. Einige in der aktuell gültigen Auflage (DSM-5, 2013) aufgeführte Störungen sind umstritten.

Auch die Antipsychiatriebewegung musste einräumen, dass die Symptome vieler psychisch Kranker über längere Zeit nachweislich konstant blieben, mithin also tatsächlich Erkrankungen vorlagen.

Gegen die Annahme, dass psychische Krankheiten ein gesellschaftliches Konstrukt sind, sprechen beispielsweise der Einsatz von Lithium zur Stabilisierung bipolarer Störungen, bildgebende Verfahren zur Untersuchung des Nervensystems, der Zusammenhang zwischen bestimmten Genen und psychischen Erkrankungen und die vielversprechenden Ergebnisse der neuen Generation **selektiver Serotonin-Wiederaufnahmehemmer (SSRI)**.

Dennoch sind psychische Erkrankungen leichter durch gesellschaftliche Normen beeinflussbar als körperliche.

Erst 1973 wurde in den USA Homosexualität aus dem **DSM**, der »Bibel der Psychiatrie«, gestrichen. Auch in der Geschichte lassen sich Absurditäten finden. 1851 beschrieb der amerikanische Arzt Samuel Cartwright (1793–1863) eine neue Geisteskrankheit, die Drapetomanie – den Wunsch von Sklaven, zu fliehen.

Im 2013 veröffentlichten DSM-5 wurden Schwellenwerte für Diagnosen gesenkt und neue Krankheiten aufgenommen, etwa Internetsucht, Schüchternheit bei Kindern oder Skin Picking Disorder. Kritiker meinen, dass dadurch die Möglichkeit entsteht, jede Verhaltensabweichung als Störung zu definieren.

Depressionen sind heute weltweit neben Muskel- und Knochenerkrankungen ein Hauptgrund für Arbeitsunfähigkeit. An wen sollen sich Betroffene wenden? William Styron (1925–2006), Autor des Romans *Sophies Entscheidung* (1979) litt an schweren Depressionen.

A Die Psychiatrie befasst sich mit dem menschlichen Verhalten und Denken sowie den Gehirnfunktionen. Kritiker meinen, dass sie anstrebt, gesellschaftliche Normen durchzusetzen, statt Krankheiten zu behandeln. Die Fotos zeigen Demonstrationen gegen die Behandlung von Kindern mit Psychopharmaka.

B Patienten in einer Klinik in Hefei (China) bei der Medikamentenausgabe. In der Klinik werden etwa 100 Patienten mit psychischen Krankheiten aufgenommen. In China leiden etwa 30 Millionen Menschen an Depressionen, davon werden nur etwa 10% medizinisch behandelt.

B

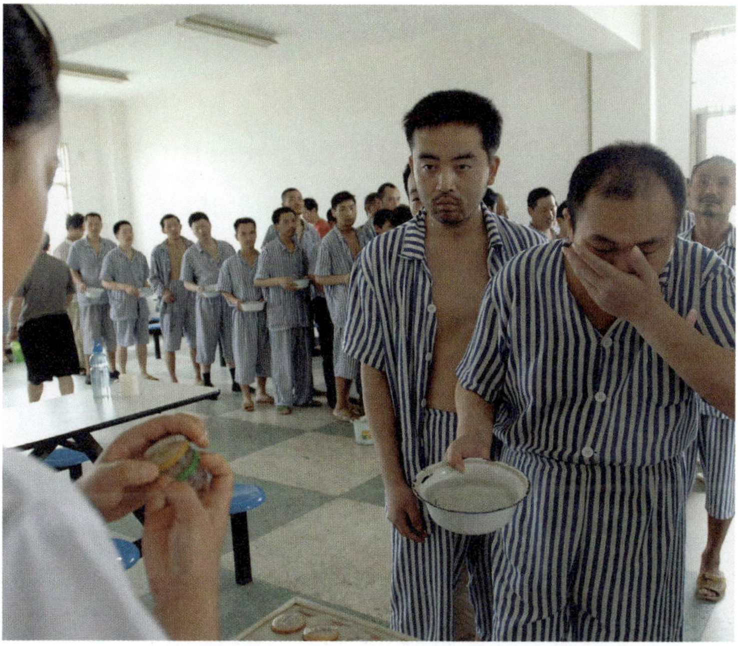

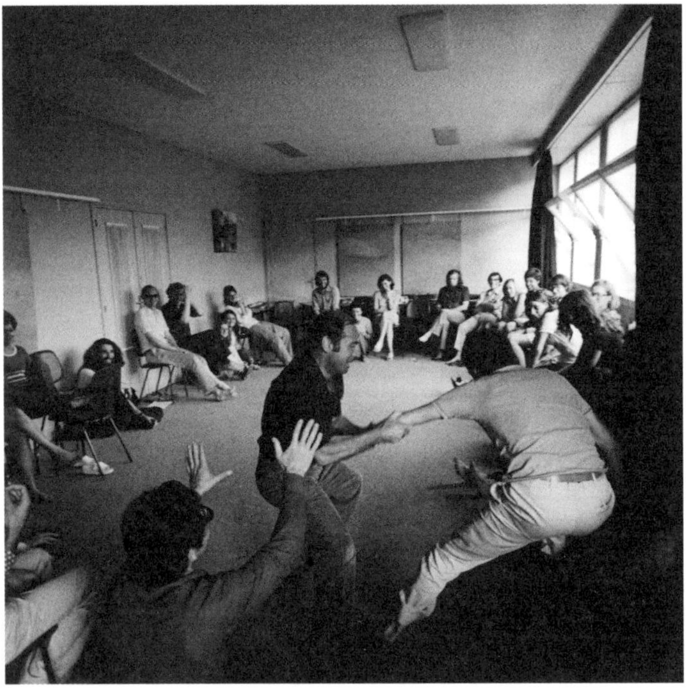

A

A Französische Patienten bei der Primärtherapie (1973), in der frühkindliche Traumata aufgearbeitet werden sollen. Kein Zweig der Medizin ist so umstritten wie die Psychiatrie. Trotz nennenswerter Fortschritte in Pharmazie und Neurowissenschaften wissen wir noch nicht viel über psychische Krankheiten. Umstritten ist auch, ob sie mit biochemischen oder psychologischen Methoden behandelt werden sollten.

Die Situation in den späten 1980er-Jahren verglich Styron mit den medizinischen Querelen des 18. Jahrhunderts um den Aderlass, nur ging es zu seiner Zeit um die Frage: Psychotherapie oder Medikamente? Allein daran sei zu erkennen, wie schwierig Erklärung und Behandlung von Depressionen sei.

Wo stehen wir heute, 25 Jahre später? Den meisten Depressionskranken werden wahrscheinlich Antidepressiva angeboten. In einer Veröffentlichung der US National Library of Medicine wird 40–60 % der Betroffenen, die Antidepressiva nahmen, eine Verbesserung bescheinigt – allerdings auch 20–40 % derer, die ein Placebo bekamen. Studien legen nahe, dass Antidepressiva etwa einem Drittel der Betroffenen helfen.

Es gibt Hinweise darauf, dass die kognitive Verhaltenstherapie ebenso wirksam wie Medikamente ist und dass eine Kombination beider weitere Verbesserungen bringen kann. Wenn Medikamente, die den Serotoninspiegel im Gehirn verändern, ebenso wirksam – aber nicht unbedingt wirksamer – sind wie eine chemiefreie Therapie, die hilft, den negativen Denk- und Stimmungszyklus zu durchbrechen, was bedeutet das für unser Verständnis der meistverbreiteten psychischen Erkrankung? Sind wir weiter als einer von Styrons Psychiatern, der unser Wissen mit der Entdeckung Amerikas verglich und meinte, wir würden kaum mehr als eine kleine Insel der Bahamas kennen.

Am deutlichsten wird der Widerspruch zwischen den Erwartungen an die Medizin und der menschlichen Lebensrealität an der Medikalisierung des Todes.

Lässt man Zukunftsspekulationen außer Acht, müssen wir annehmen, dass wir sterblich sind. Unser Körper nutzt sich ab und früher oder später sterben wir.

Wir erwarten, dass die Medizin den Tod hinausschiebt und Leiden lindert.

Die Steigerung der Lebenserwartung ist beachtlich, wenngleich sie nicht nur der klinischen Medizin zu verdanken ist. Der Zeitung *The Economist* zufolge ist sie im Lauf der letzten vier Generationen stärker angestiegen als in den vorhergehenden 8000. Um 1900 lag sie im weltweiten Durchschnitt bei 34 Jahren. Heute sind es 71,8 – nicht nur wegen der geringeren Säuglings- und Kindersterblichkeit. 2011 konnte ein 60-Jähriger erwarten, 85 zu werden. Wir können nicht nur den Tod hinauszögern. Durch Fortschritte in der Schmerztherapie ist das Sterben oft weniger schmerzhaft – was die Angst nicht unbedingt reduziert.

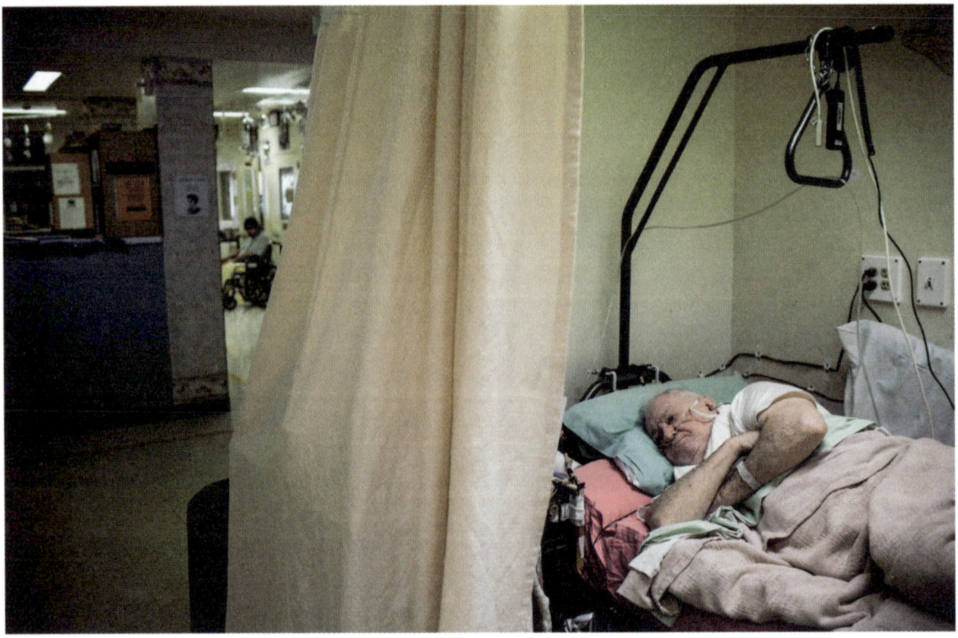

A

Die Schattenseite des Fortschritts liegt darin, dass der Tod kein natürliches Ende mehr ist, sondern ein medizinisches Ereignis.

Ein natürlicher oder friedlicher Tod kommt immer seltener vor. Menschen sterben auf Intensivstationen, angeschlossen an Maschinen, oder in Pflegeheimen unter Fremden. Ist das gute Medizin? Was wird verlängert – das Leben oder der Sterbeprozess?

In Krankenhäusern herrscht in den Wochen vor dem Tod oft hektische Aktivität, die aber weitgehend nutzlos ist. Studien zufolge kamen in den letzten 20 Jahren am Ende des Lebens häufig »nutzlose Behandlungen« vor. Dafür gibt es verschiedene Gründe. Ärzte können den Tod nicht zuverlässig voraussagen. Sie möchten den Angehörigen zeigen, dass alles Menschenmögliche getan wird, und manche möchten vermeiden, dass ein Patient während ihrer Dienstzeit stirbt (in den USA bekommen mehr als 10% der Krebspatienten im Endstadium in den letzten zwei Wochen noch Chemotherapie, obwohl sie nicht mehr hilft, und 8% werden in der letzten Lebenswoche operiert). Wollen wir so unsere letzten Lebenstage verbringen?

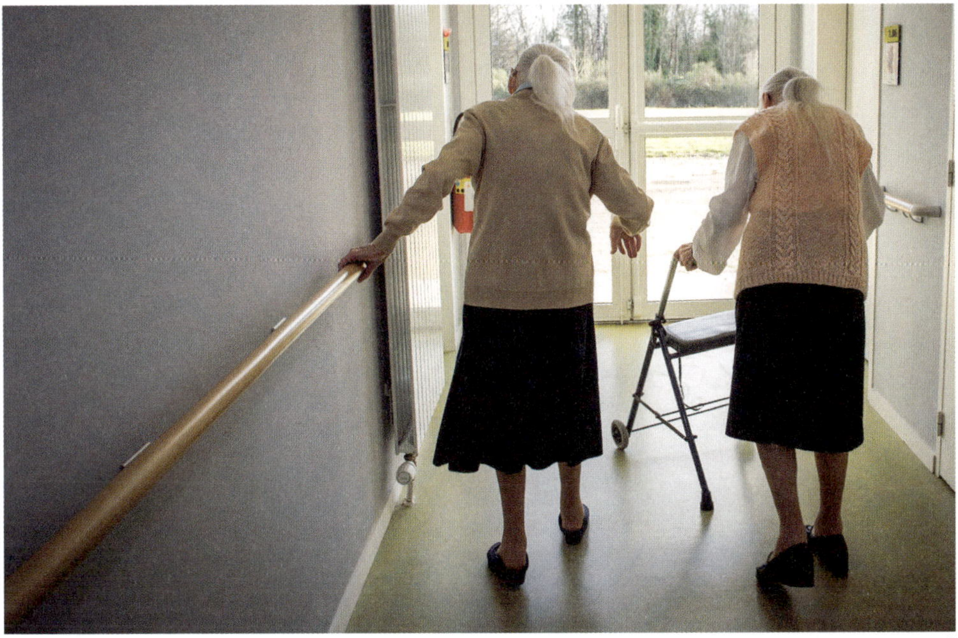

B

Diese Konzentration auf technisierte Interventionen und die unterschwellige Weigerung, die Unausweichlichkeit des Todes zu akzeptieren, kann zulasten einer guten Palliativpflege gehen. Wird der Tod als unausweichlich akzeptiert, kann man sich bemühen, dem Patienten die verbleibende Zeit angenehm und das Sterben möglichst leicht zu gestalten. Zurzeit wird zu oft versucht, sich dem Unausweichlichen mit Hightech entgegenzustellen. Davon profitieren nur die Hersteller dieser Technik. Wollen wir dafür wirklich so viel unseres Budgets investieren?

Die Medizin kann zweifellos sehr wirkungsvoll sein, aber die Medikalisierung des Todes zeigt, dass mehr Medizin nicht immer mehr Wirkung bringt. Manchmal schadet sie, bringt kaum Gewinn, aber große Belastungen. In Kapitel 3 wird gezeigt, welche Faktoren dafür sorgen, dass die Medizin in immer mehr Lebensbereiche vordringt.

Ist Leben nur ein medizinisches Phänomen?

A Jim Robelen, ein Patient mit Lungenfibrose im Endstadium, wird im Hospiz der California Medical Facility gepflegt. Es wurde 1991 als erstes Hospizprogramm in einem Gefängnis gegründet.

B Die hundertjährigen Zwillingsschwestern Paulette Olivier und Simone Thiot in einem Altersheim (2016). Sie gelten als die ältesten Zwillinge der Welt.

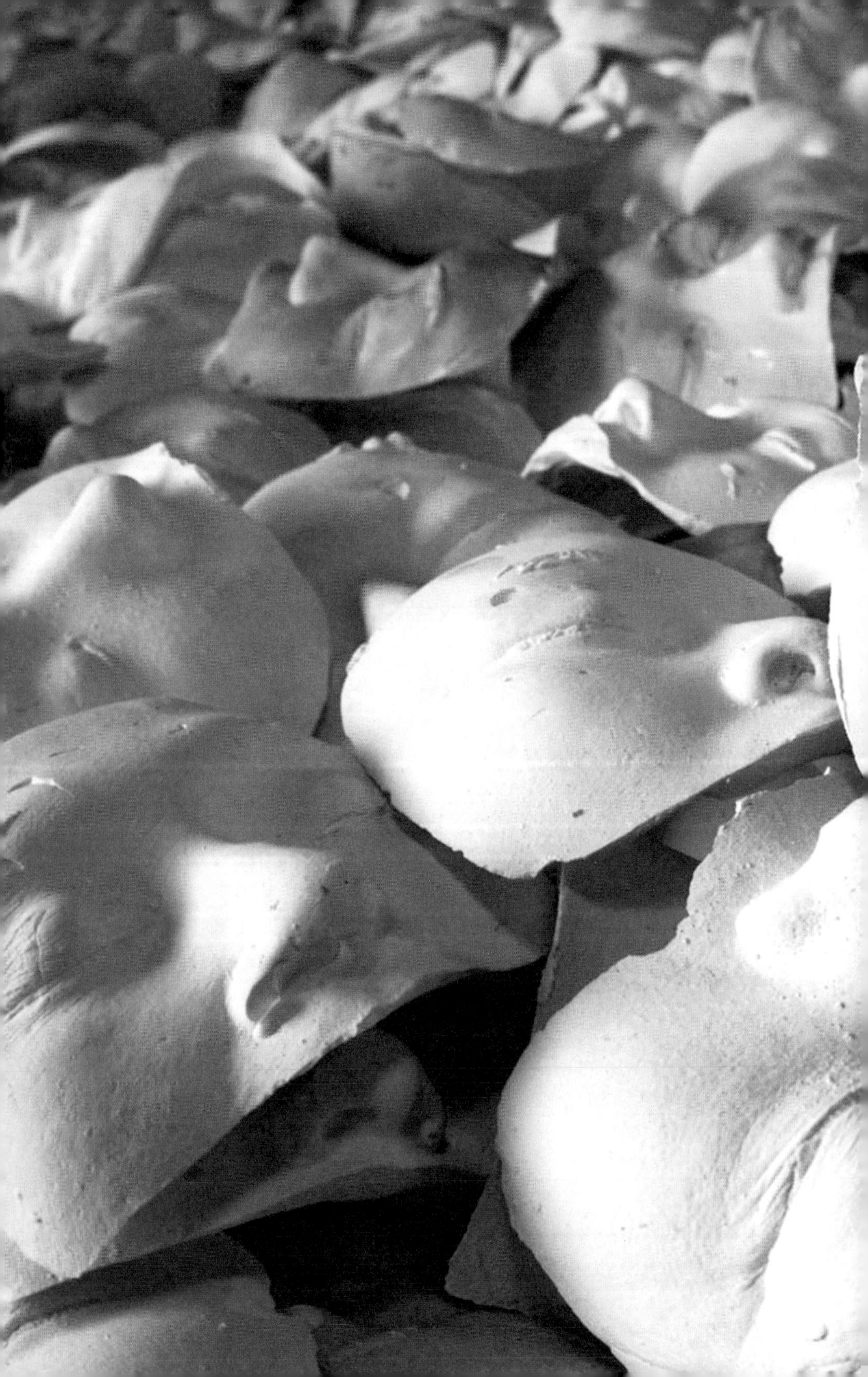

3. Die Medikalisierung von Leben und Tod

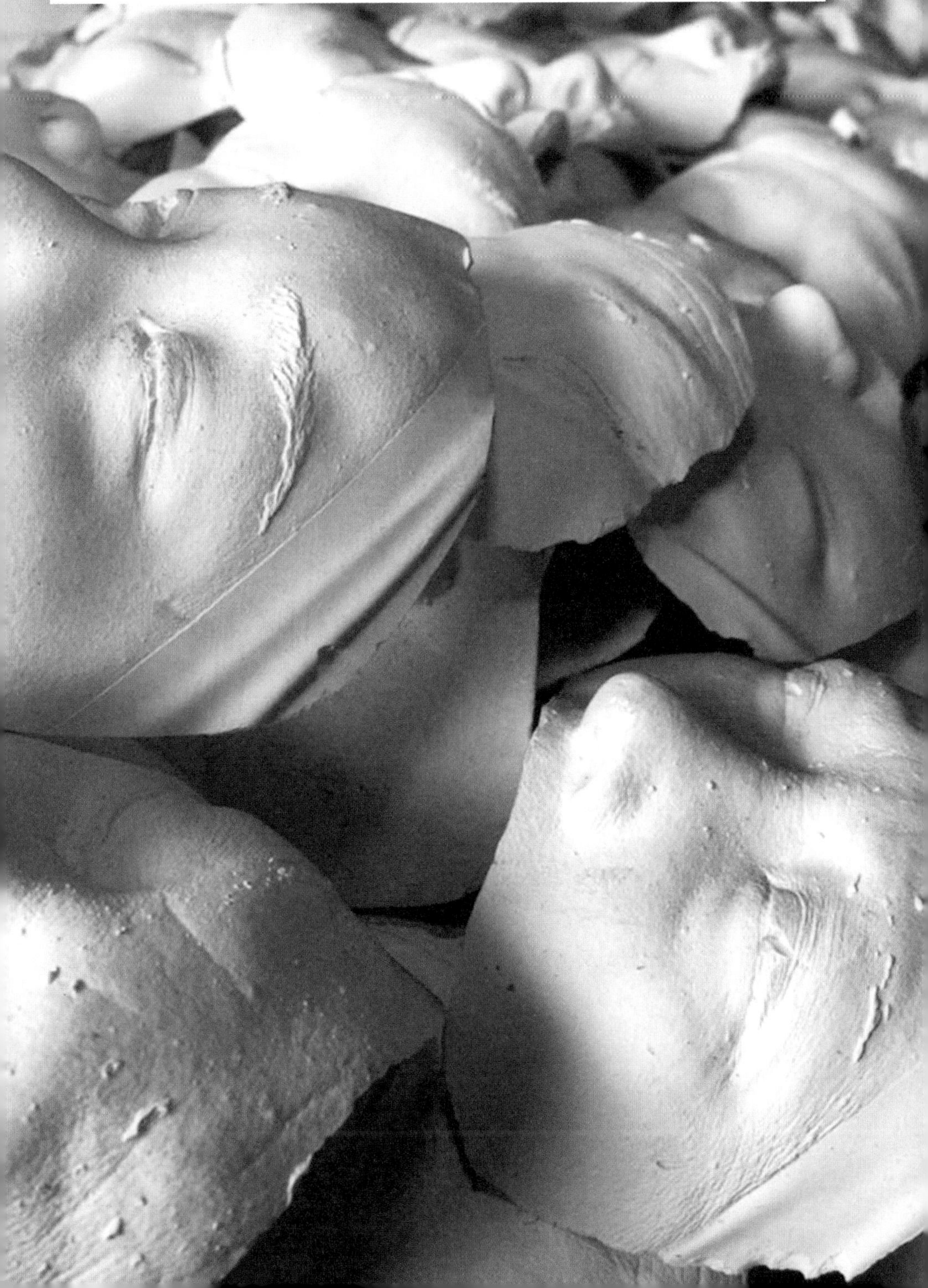

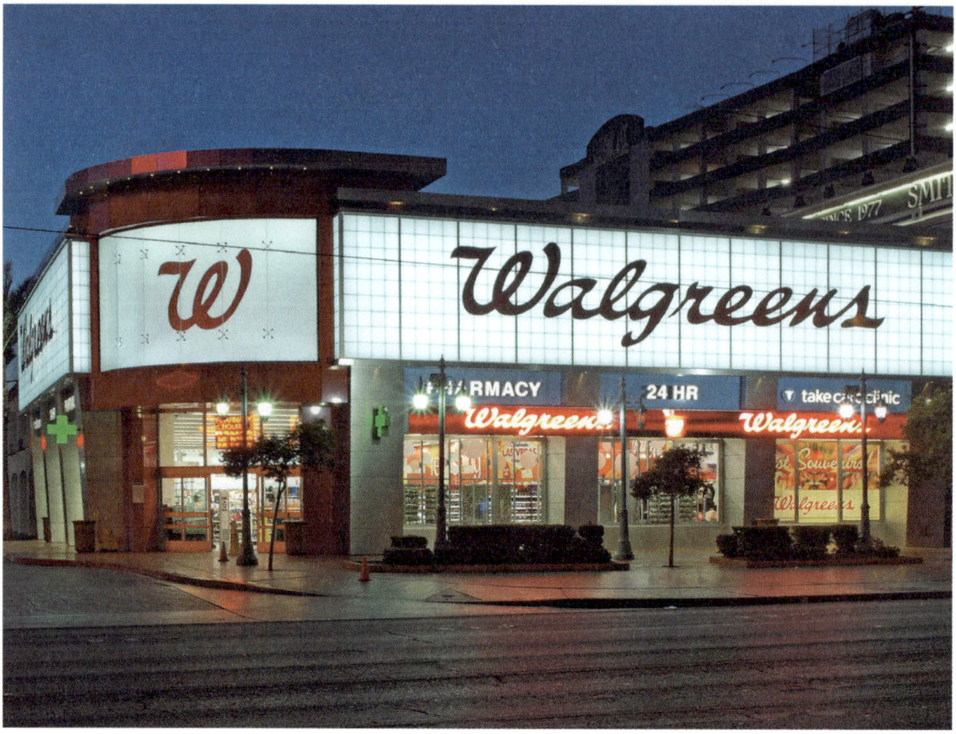

A

Was genau ist ein medizinisches Problem? Welche Aspekte unserer Erfahrungen, unserer Funktionen und Fehlfunktionen sind medizinisch von Belang? Oder, einfacher formuliert, wann und warum sollten wir einen Arzt aufsuchen?

Früher lag die Antwort auf der Hand. Jahrtausendelang war alles, was drohte, den Körper zu töten oder den Geist zu zerstören,

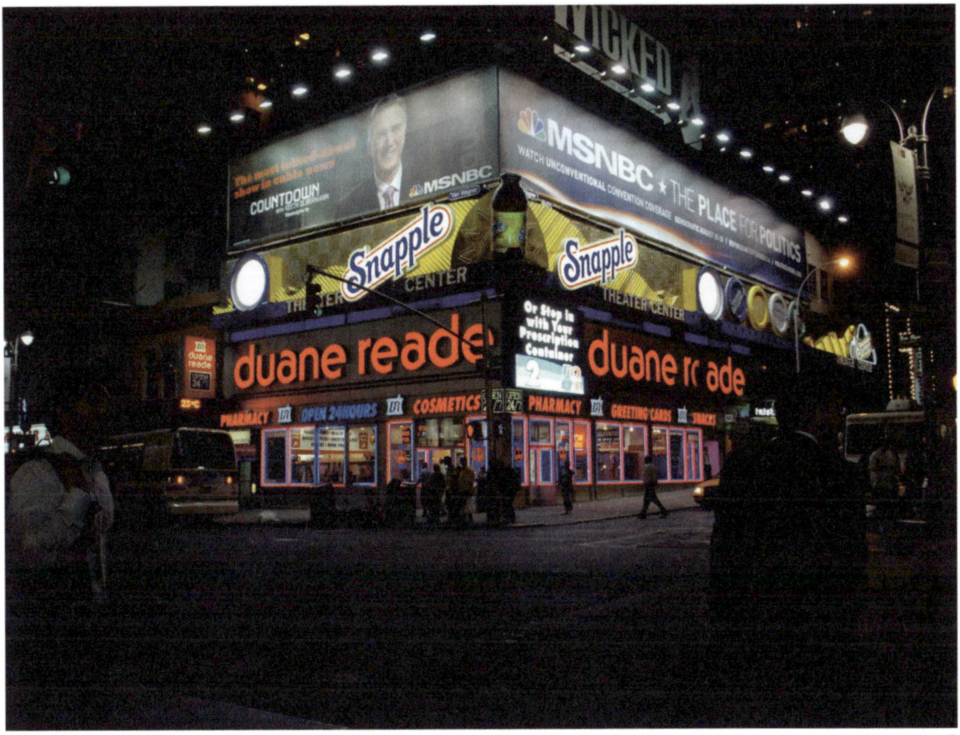

B

Sache der Medizin, obwohl sie nicht viel ausrichten konnte. Für alles andere waren Priester, Kräuterweiblein und andere »Experten« zuständig.

Aber die Medizin ist erfolgreicher geworden und wir wissen mehr über die Funktionen des Menschen. Wir wollen von allem, was unser Wohlbefinden schmälert, befreit werden.

Kommerzielle Hersteller und Dienstleister im Medizinsektor wollen ihre Märkte erweitern. Auch dadurch hat das Interesse an der Medizin zugenommen.

A Walgreens ist heute Teil der größten amerikanischen Apothekenkette mit Filialen in den USA und Europa. Die erste Filiale wurde 1901 in Chicago eröffnet.

B Eine Filiale der Apotheken- und Drogeriemarktkette Duane Reade in New York. Die USA liegen beim Verbrauch verschreibungspflichtiger Medikamente an der Weltspitze.

Soziologen haben in den 1960er-Jahren für diesen Prozess den Begriff **Medikalisierung** geprägt. Damals ging es um »Abweichung«: antisoziales Verhalten wurde als biologisches oder medizinisches Phänomen betrachtet und nicht als gesellschaftliches oder normatives. Im Grunde bedeutet Medikalisierung, dass menschliche Erfahrungen zu medizinischen Problemen umdefiniert werden. Beispiele sind Entbindung, **ADHS** bei Kindern, Alkoholismus, Menopause, Erektionsstörungen bei älteren Männern, Unfruchtbarkeit, Trauer, Übergewicht, Kahlköpfigkeit und sogar der Tod selbst. Ins Blickfeld medizinischen Interesses sind aber auch Verhaltensweisen gerückt, beispielsweise Kindesmissbrauch, häusliche Gewalt, Glücksspiel oder Promiskuität.

Die ersten Veröffentlichungen zur Medikalisierung waren kritisch. In seinem Werk *Die Nemesis der Medizin* (1975) wettert der österreichische Philosoph Ivan Illich (1926–2002) gegen die industrialisierte Medikalisierung der modernen Gesellschaft. Er kritisiert den Autonomieverlust der Menschen, wenn die Medizin ungeborene Kinder und Säuglinge oder Frauen in der Menopause als Patienten betrachtet. Das Buch ist nicht neu, aber nach wie vor fesselnd. Heute sieht man die Medikalisierung aber als Ergebnis verschiedener Prozesse.

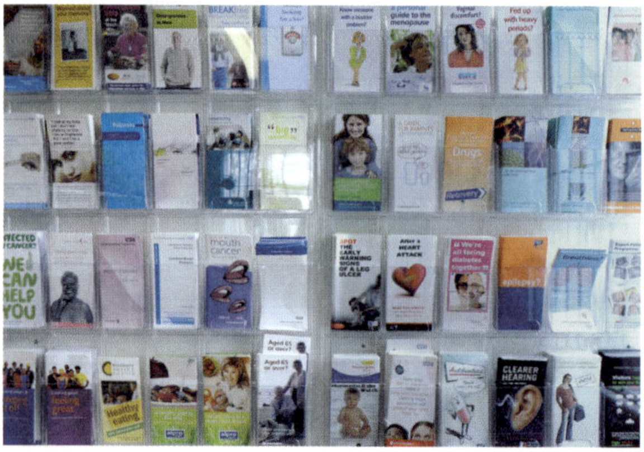

A

Medikalisierung Komplexe Prozesse, die bewirken, dass immer mehr Bereiche des menschlichen Lebens als medizinische Probleme betrachtet werden, die eine Behandlung erfordern. Erfahrungen, die im normalen Spektrum liegen, werden zu Krankheiten oder Störungen mit Therapiebedarf umdefiniert.

ADHS (Aufmerksamkeitsdefizit-Hyperaktivitäts-Syndrom) Eine Verhaltensauffälligkeit, hauptsächlich bei Kindern, die mit Unaufmerksamkeit, Hyperaktivität und Impulsivität einhergeht. Die Symptome klingen meistens – aber nicht immer – bis zum Erwachsenenalter ab.

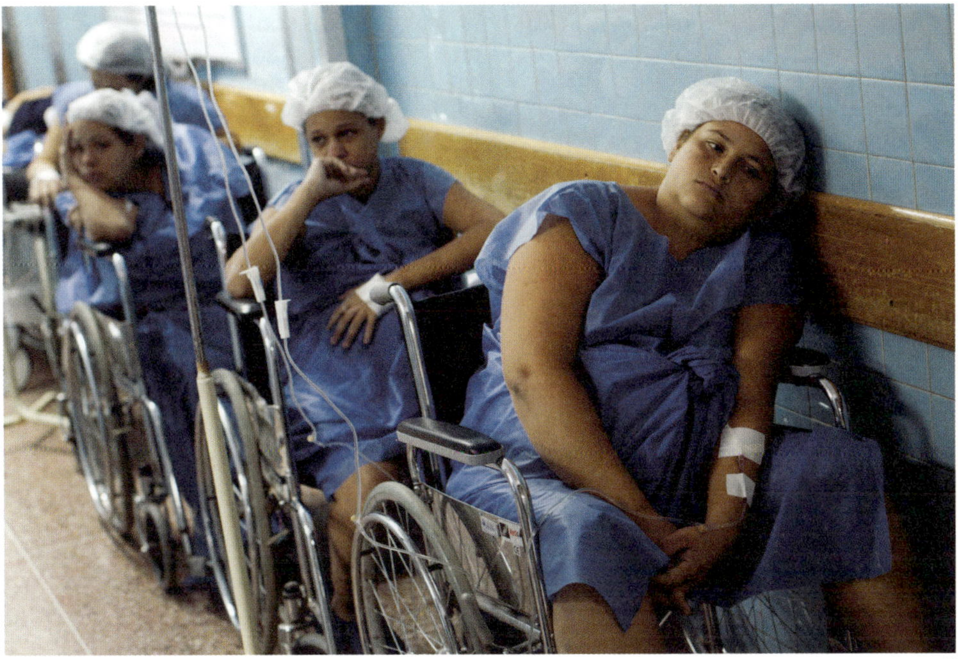

B

Heute ist die Medikalisierung erheblich vielschichtiger. Der Arzt übt nach wie vor einen wichtigen Beruf aus. Er kann die Medikalisierung aber verstärken und hat als Vertreter des öffentlichen Gesundheitswesens nur begrenzte Möglichkeiten, sie einzudämmen. Hinzu kommen andere Faktoren. Gruppierungen, beispielsweise Patienten, wünschen sich möglicherweise ein medizinisches »Etikett« für eine Störung. Eine solche Diagnose kann helfen, Stigmatisierung zu vermeiden, vor allem bei Leiden, die als eingebildet gelten (es gibt aber auch Belege dafür, dass die Zuschreibung biologischer Ursachen die Stigmatisierung psychisch Kranker verstärken kann). Für Sozialleistungen, von Krankengeld über Reha-Maßnahmen bis zur Anerkennung einer Schwerbehinderung, ist normalerweise eine Diagnose notwendig.

A Für wie viele Bereiche des menschlichen Lebens sich die Medizin zuständig fühlt, zeigt die große Auswahl von Broschüren im Wartezimmer eines Arztes. Immer mehr Menschen wenden sich auch mit Problemen, die nur bedingt »medizinisch« sind, an einen Arzt.

B Schwangere Frauen warten auf den Kaiserschnitt. Die Medikalisierung der Entbindung hat durchaus Nutzen gebracht. Dennoch ist umstritten, wie viel Medizin notwendig und sinnvoll ist. Manche Frauen bevorzugen eine Hausgeburt, andere einen chirurgischen Eingriff.

Interessant ist der Wirkstoff Methylphenidat, der auf das zentrale Nervensystem wirkt und besser unter seinem Handelsnamen Ritalin bekannt ist. Vorher soll es aber um das Problem gehen, gegen das er hauptsächlich eingesetzt wird: ADHS. Auch dies ist ein überaus umstrittenes Thema.

Erkenntnisse aus bildgebenden Verfahren legen nahe, dass Menschen mit ADHS Abweichungen im präfrontalen Kortex zeigen. Auch erbliche Faktoren sollen beteiligt sein. Betroffene sprechen gut auf die Behandlung an, dennoch herrscht unter Fachleuten Uneinigkeit. Einige Mediziner sehen das Problem, halten es aber nicht für eine Krankheit, sondern für eine Gruppe von Verhaltensweisen. Meist lassen sie sich mit Methylphenidat regulieren, aber mit Nebenwirkungen wie verzögertem Wachstum oder Appetitlosigkeit. Trotzdem muss hinter den Verhaltensweisen und ihren Ursachen nicht zwangsläufig eine Krankheit stecken. Der Begriff ADHS beschreibt nur die Verhaltensweisen.

Ritalin Der bekannteste Handelsname für den Wirkstoff Methylphenidat, der das zentrale Nervensystem anregt. Es wird hauptsächlich bei ADHS, aber auch bei Narkolepsie eingesetzt, weil es vor allem die Aufmerksamkeit verbessert und aufrecht erhält.

Ob es sich um eine Krankheit handelt oder nicht, die diagnostizierten Fälle sind stark angestiegen. In den USA ist ADHS heute nach Asthma die zweithäufigste Diagnose. Zwischen 2004 und 2014 haben sich die diagnostizierten Fälle in England verdoppelt,

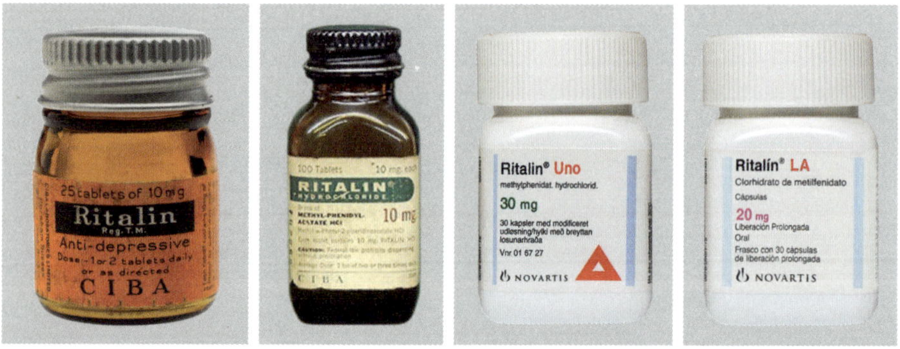

A

A Die Anwendung von Ritalin zur Anregung des zentralen Nervensystems hat in den letzten Jahren stark zugenommen. Ursprünglich wurde es zur Behandlung von ADHS bei Kindern eingesetzt. Inzwischen ist es zur Lifestyle-Droge zur Steigerung der geistigen Leistung geworden.

B MRT-Scans (siehe Foto) legen nahe, dass bei ADHS-Patienten Abweichungen im präfrontalen Kortex vorliegen. Dass es sich bei ADHS um eine einzelne Krankheit und nicht um einen Sammelbegriff für mehrere Verhaltensweisen handelt, ist aber bisher nicht bestätigt.

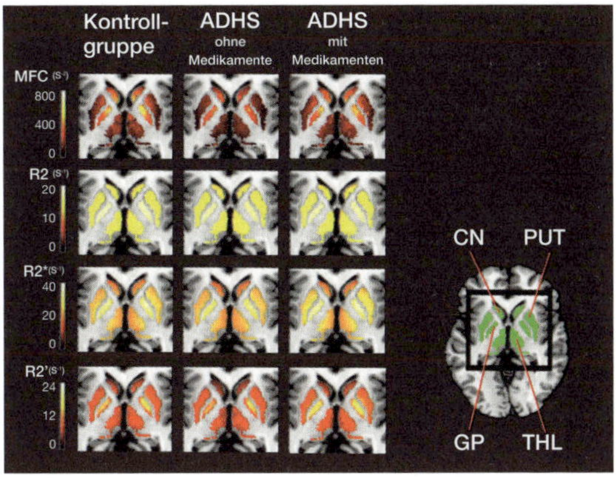

B

2014 lagen sie bei fast einer Million. Vielleicht liegt es daran, dass wir uns des Problems stärker bewusst sind. Kritiker meinen aber, dass ein normales Verhalten, vor allem bei Jungen, medikalisiert wird. Behandeln wir eine Krankheit oder medikalisieren wir ein Verhalten, das Eltern und Lehrer schwierig finden? Die Kontroversen gehen weiter.

Der Verkauf von Methylphenidat ist rasant angestiegen, denn es wirkt. Kinder reagieren schnell. Sie sind aufmerksamer, konzentrieren sich besser und die Impulskontrolle verbessert sich. Störendes Verhalten nimmt ab.

Die Wirkung beschränkt sich aber nicht auf Kinder. Vor allem in den USA wird ADHS auch bei Erwachsenen diagnostiziert. Vor allem Selbstdiagnosen nehmen zu. Menschen nehmen bei sich selbst unerwünschte Verhaltensweisen oder Wesenszüge wahr und wünschen sich Medikamente, um sie zu beseitigen.

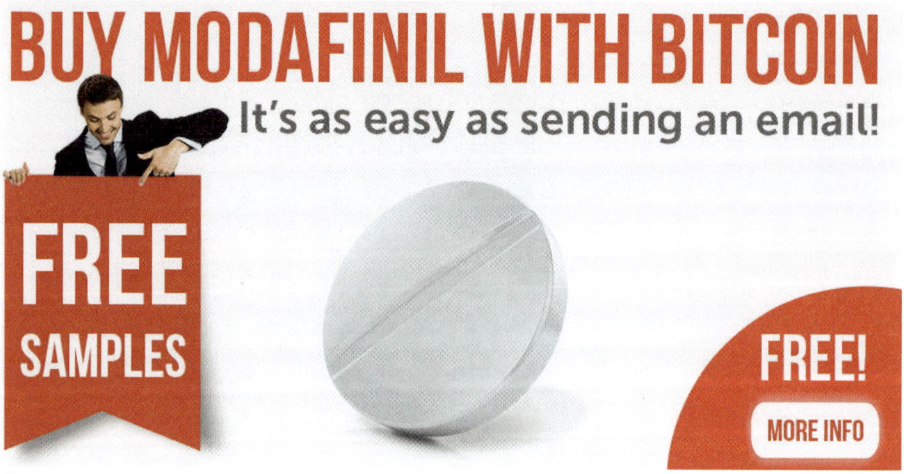

A

Was für Menschen gilt, die kognitive Einschränkungen haben (oder sie von anderen bescheinigt bekommen), trifft auch für Personen zu, die sich selbst als normal einschätzen: Methylphenidat kann bei gesunden Menschen Aufmerksamkeit und Gedächtnis verbessern. Modafinil, das ursprünglich gegen Schlafstörungen verordnet wurde, soll kognitive Fähigkeiten wie Gedächtnis, Planungsvermögen und Impulskontrolle um 10% steigern. Immer öfter werden solche **Kognitionsverstärker** über das Internet verkauft. Studenten nehmen sie beispielsweise vor Prüfungen ein, um ihre Leistungen (und Ergebnisse) zu verbessern.

Kognitionsverstärker
Sammelbegriff für Medikamente, die zur Verbesserung von Gehirnfunktionen (Gedächtnis, Intelligenz, Konzentration, Informationsaufnahme und -verarbeitung) eingenommen werden.

Der Einsatz solcher **Kognitionsverstärker** wirft ethische Fragen auf. Präparate zur Leistungssteigerung sind im professionellen und olympischen Sport verboten. Die Einnahme gilt als Betrug. Bei Olympischen Spielen sollen die besten Sportler siegen, nicht die besten Labors. Medikamente zur geistigen Leistungssteigerung sind nicht so verpönt. Woran das liegt, ist unklar, denn auch sie verschaffen den Anwendern Vorteile. Wenn der Sinn eines Studiums in akademischer Höchstleistung liegt und diese sich durch Medikamente erreichen lässt, sollte dann die Einnahme nicht verpflichtend sein? Warum mit wenig zufrieden sein – auf welchem Gebiet auch immer?

A Intelligenz ist eine der wertvollsten menschlichen Eigenschaften, vor allem in der konkurrenzbetonten Arbeitswelt. Damit lässt sich Geld verdienen, denn der Absatz für Modafinil und andere Medikamente für geistige Leistungsfähigkeit nimmt stetig zu.

B Medikamente können auch zur körperlichen Leistungssteigerung verwendet werden. Im modernen Wettkampfsport sind sie deshalb verboten. Darum wurden im professionellen und olympischen Sport strenge Dopingkontrollen eingeführt.

Solche ethischen Fragen zeigen, welche Tragweite die Medikalisierung haben kann. Obwohl Ärzte dem Einsatz von Medikamenten zur Verbesserung der normalen Funktionen skeptisch gegenüberstehen, gibt es letztlich keinen Bereich menschlicher Funktionen, der sich nicht medikalisieren lässt. Wo es einen Markt gibt, werden passende Produkte Fuß fassen.

Medikalisierung ist keineswegs immer schlecht.

Das medizinische Interesse an Schwangerschaft und Geburt war überaus wertvoll. Der Weltgesundheitsorganisation (WHO) zufolge ist die Säuglingssterblichkeit von 64,8 Todesfällen zu 1000 lebend geborenen Kindern (1990) auf 30,5 (2016) gesunken. Todesfälle bei Müttern sind um 44% gesunken – von 385 auf 216 je 100 000 Entbindungen.

B

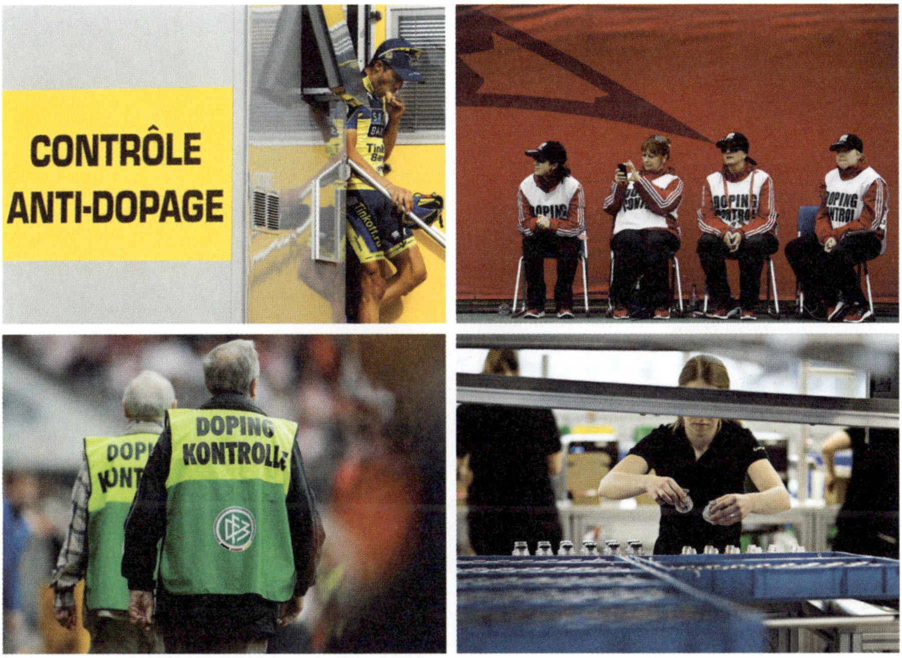

Dafür ist nicht allein die Medizin verantwortlich, aber sie hat dazu beigetragen. Der Grad der Medikalisierung von Schwangerschaft und Geburt ist nach wie vor umstritten. Andererseits hat die Medikalisierung der menschlichen Fortpflanzung durch die Entwicklung von Verhütungsmitteln und Möglichkeiten des Schwangerschaftsabbruchs Frauen ein größeres Selbstbestimmungsrecht verschafft.

Fraglich ist, ob sich das Betätigungsfeld der Medizin klar definieren lässt, sodass alles, was außerhalb liegt, nicht medikalisiert werden sollte. Eine naheliegende Antwort ist, dass die Erforschung von Krankheiten und Erregern – **Filoviren**, Diabetes oder Krebs – Sache der Medizin ist, jedoch nicht »normales« oder »natürliches« Unwohlsein. Das bedeutet, dass sich die Medizin auf »organische« Erkrankungen beschränkt, also solche mit erkennbaren Schäden oder Biomarkern.

Dem stehen aber wissenschaftliche Entwicklungen entgegen. Immer mehr Forscher betrachten Krankheit als ein Stadium (oder mehrere) auf einem Spektrum von Variationen. Die Unterscheidung zwischen Krankheit

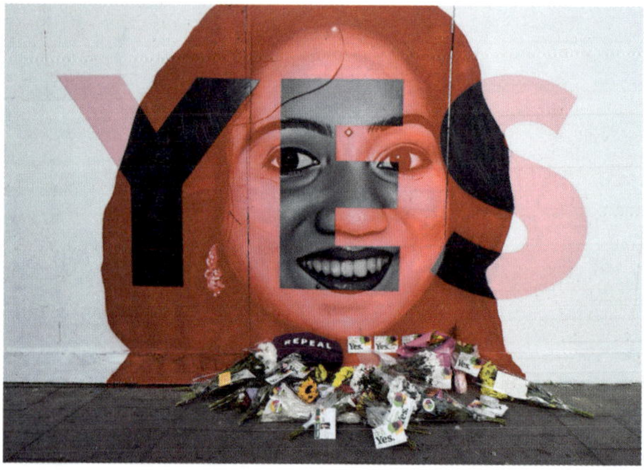

A

A Empfängnisverhütung und sichere Abtreibungsmethoden haben in einigen Ländern das Selbstbestimmungsrecht der Frauen gestärkt. Das Foto, aufgenommen beim Referendum zur Liberalisierung des Abtreibungsverbots in Irland (2018) zeigt Savita Halappanavar, die 2012 starb, nachdem ihr ein Notfall-Abbruch verweigert wurde.

B Für die Bekämpfung schwerer Infektionskrankheiten ist die moderne Medizin unverzichtbar. Links Krankenpfleger in einem Ebola-Behandlungszentrum in Coyah (Guinea), 2015, rechts Trockengestelle mit desinfizierten Handschuhen und Stiefeln.

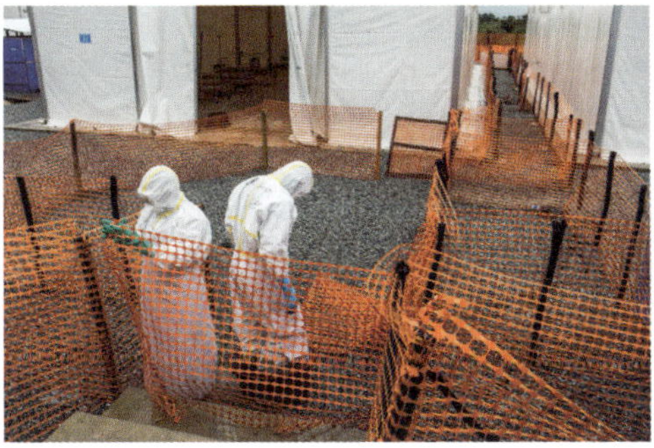
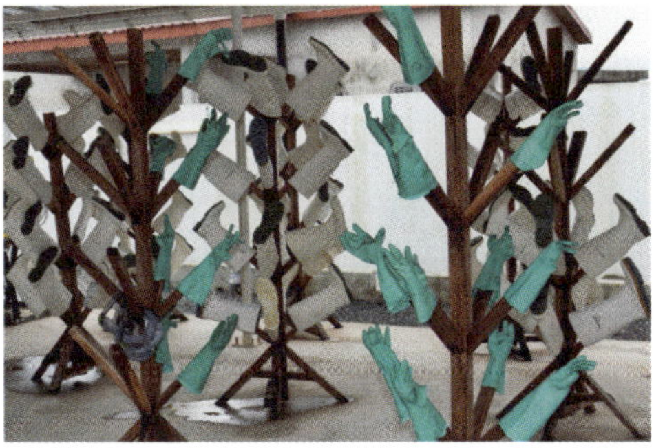

B

(dem Gebiet der Medizin) und dem »Normalzustand« wird dadurch unschärfer. Die Natur zeigt uns nicht an, was eine Krankheit ist und was nicht. Das müssen wir zunehmend selbst entscheiden.

Das kann der Stigmatisierung entgegenwirken, aber auch der Medikalisierung des »Normalen« den Weg ebnen. Selbst wer nicht schwer krank ist oder keine Symptome zeigt, kann dem Spektrum zugeordnet werden. Das Interesse der Medizin wird immer breiter und dadurch vergrößert sich der Markt.

Ist das zwangsläufig ein Problem? Wenn die Medikalisierung der Geburt so positiv war, warum soll die Medizin sich nicht allen menschlichen Leiden zuwenden, ungeachtet der Ursache? Wenn wir Schmerzen haben und ein Medikament uns hilft, ist es dann wichtig, ob eine Krankheit im engeren Sinn vorliegt? Wenn ein Medikament extreme, wenn auch natürliche Traurigkeit lindern kann, warum sollen wir es nicht nehmen?

Ein praktischer Grund sind die Nebenwirkungen, die extrem sein können. Schwere Trauer kann lange anhalten und birgt das Risiko, von Schmerzmitteln abhängig zu werden.

Filoviren Fadenförmige Viren, die beim Menschen akute, hochansteckende und oft tödlich verlaufende Krankheiten wie Ebola oder Marburgfieber auslösen.

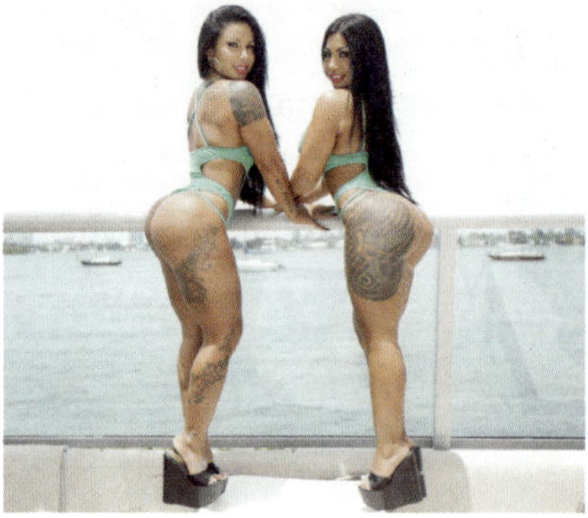

A

Wenn es ein Medikament ohne Nebenwirkungen gäbe – warum sollte man es nicht nehmen?

Es mag paradox klingen, aber ein gewisses Maß an Schmerz ist gesund und notwendig. All unsere Technik macht uns nicht unverwundbar. Schmerz kann stark machen, indem er hilft, mit der nächsten ähnlichen Erfahrung besser zurechtzukommen. Leiden erscheint uns oft sinnlos, aber die Erfahrung, ein gewisses Maß an Leid auszuhalten und zu überstehen, kann positiv sein.

Ivan Illich befürchtet, dass wir mit wachsender Medikalisierung die Kontrolle über unser Leben in zunehmendem Maß den Ärzten überlassen. Dabei büßen wir **Autonomie**, Wissen und Belastbarkeit ein. Letztlich kann sich durch extreme Medikalisierung das Menschsein verändern, denn wenn wir gegen jeden Schmerz eine Pille schlucken, verändert sich die Bedeutung von Schmerz. Durch Trauer nehmen wir unsere Bedürfnisse und unsere Beziehungen zu anderen Menschen wahr. Wir erkennen, wer und was uns wichtig ist. Solche Erfahrungen haben einen Sinn und Grund. Sie sind weit mehr als Unregelmäßigkeiten der Gehirnchemie, die mit biochemischen Mitteln behoben werden können. Wir sind keine Geräte, die repariert werden, sondern fühlende Wesen, deren Emotionen Gründe haben.

Autonomie Vom griechischen Wort für »Eigenständigkeit«. Der Begriff bezog sich ursprünglich auf die unabhängigen Stadtstaaten der Antike. Heute bezeichnet er die Fähigkeit des Einzelnen, ohne Beeinflussung von außen Entscheidungen über sein eigenes Leben zu fällen. Im medizinischen Sinn ist damit das Recht des gut informierten Patienten gemeint, über die eigene Behandlung zu entscheiden.

Labioplastik Ein chirurgischer Eingriff zur Verkleinerung und/oder Umformung der großen und kleinen Schamlippen. Wird häufig aus rein ästhetischen Gründen vorgenommen.

Krankheitserfindung Planvolle Erweiterung des Krankheitsbegriffs, um den Markt für Unternehmen zu vergrößern, die medizinische Behandlungen (einschließlich von Medikamenten und Eingriffen) gegen Bezahlung anbieten.

Bemerkenswert ist die Zunahme »therapeutischer« **Labioplastiken**. Immer mehr Frauen, vor allem junge, leiden emotional unter einer vermeintlichen Anomalie der kleinen Schamlippen, und das, obwohl weder eine organische Störung noch eine unnormale Vergrößerung vorliegt. Einer der Gründe dafür dürfte sozialer Druck sein, zu dem die allgegenwärtige Bildsprache beiträgt. Auch die vielfach übliche Rasur der Schamhaare zeigt, dass ein vorpubertärer Frauenkörper idealisiert wird. Ängste und Depressionen lassen sich mit Medikamenten behandeln, auch eine chirurgische Verkleinerung ist möglich. Doch die Ursachen liegen in dem idealisierten Bild. Dadurch entsteht ein lukrativer Markt für die kosmetische Chirurgie und durch die **Krankheitserfindung** halten sich noch mehr Frauen für anormal.

Operieren um jeden Preis, oder die Gesellschaft verändern?

A Für die kosmetische Chirurgie sind die sozialen Medien eine nützliche Plattform, allerdings fragt sich, wie es um Datenschutz und Vertraulichkeit bestellt ist. Das Foto zeigt die Bruna-Zwillinge, die für kosmetische Operationen im »Wert« von rund 60 000 Dollar nichts zahlten, weil sie Fotos der Resultate auf Instagram veröffentlichten.

B Kosmetische Operationen wie Nasenkorrekturen – ohne medizinischen Grund und nur zur Verschönerung – sind ein lukratives Geschäft, Tendenz steigend. Ist es sinnvoll, Unzufriedenheit mit dem Aussehen zu medikalisieren, oder sollten wir lieber die gesellschaftlichen Erwartungen überdenken?

C 2008 wurden in China etwa 2,4 Milliarden Dollar für plastische Operationen ausgegeben. Besonders beliebt sind Lidkorrekturen, die den Klienten ein »westliches« Aussehen geben sollen. In diesem Fall sorgen kulturelle Ansprüche dafür, dass sie sich Risiken aussetzen.

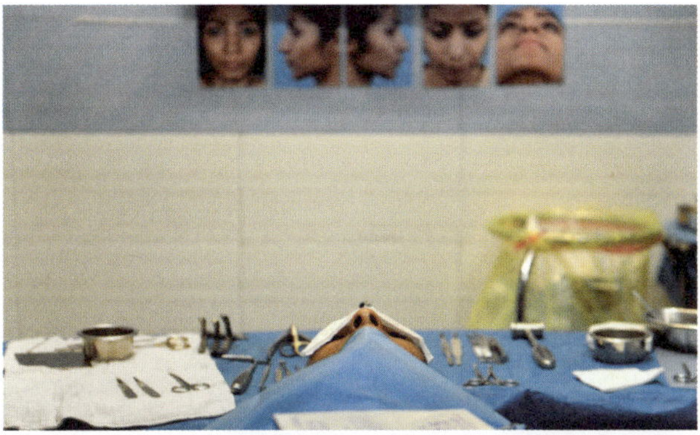

B

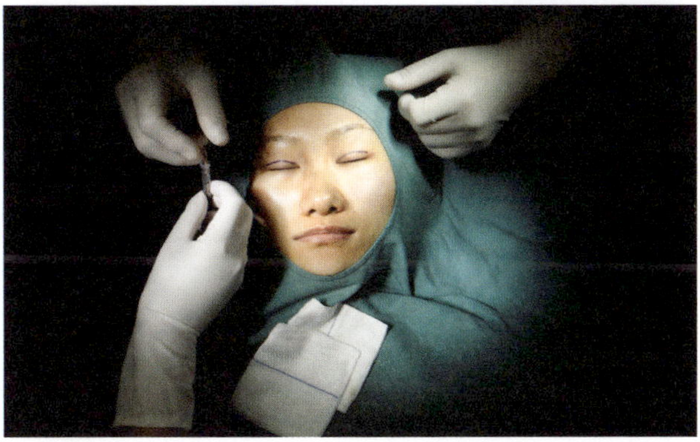

C

Durch die Medikalisierung steigen die Gesundheitskosten. Geld, das man für die Gesundheit ausgibt, kann nicht für andere Zwecke ausgegeben werden. Und Geld, das in belanglose oder überflüssige Gesundheitsmaßnahmen investiert wird, steht denen, die wirklich Gesundheitsfürsorge brauchen, nicht zur Verfügung. Weltweit stehen die Gesundheitssysteme im Spannungsfeld von Bezahlbarkeit und gerechter Verteilung der Leistungen. Privatleistungen belasten die Staatskasse nicht, aber nicht jeder kann sie sich leisten. Eine ernste Krankheit kann selbst Reiche in den Bankrott führen. Öffentlich finanzierte Systeme sind gerechter, aber die Kosten steigen. Dazu trägt die Medikalisierung bei.

Auch andere Aspekte des menschlichen Lebens werden medikalisiert. Ist Alter eine Krankheit? Sollte es so betrachtet werden?

Shakespeare sah das Alter als etwas Natürliches an, als »zweite Kindheit, gänzliches Vergessen, ohne Augen, ohne Zahn, Geschmack und alles.« Heute wappnen wir uns mithilfe der Medizin. Die natürliche letzte Lebensphase, sofern wir sie erleben, ist in der modernen Welt eine jahrelange Krankheit – und ein enormer Markt.

Der amerikanische Soziologe Peter Conrad geht in seinem Buch *The Medicalization of Society* (2007) auf das Alter ein. Obwohl er sich auf Männer konzentriert, gelten seine Ideen für alle Menschen. Conrad zufolge beruht die Medikalisierung auf dem Wunsch, attraktive äußere Merkmale und kognitive Fähigkeiten der Jugend und des mittleren Alters bewahren zu wollen. Aber auch Angst und Abscheu vor dem Alter spielen eine Rolle.

Michel de Montaigne (1533–1592) Französischer Staatsmann, Humanist und Autor einer dreibändigen Sammlung von »Essays« – einer Mischung aus tiefgründigen, philosophischen Überlegungen und persönlichen Anekdoten. Er gilt als Erfinder dieses Literaturgenres und ist vielleicht einer der bekanntesten Patienten mit Nierensteinen aller Zeiten.

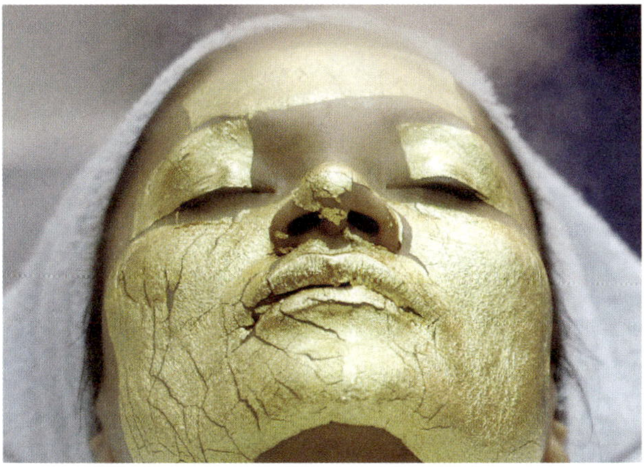

A

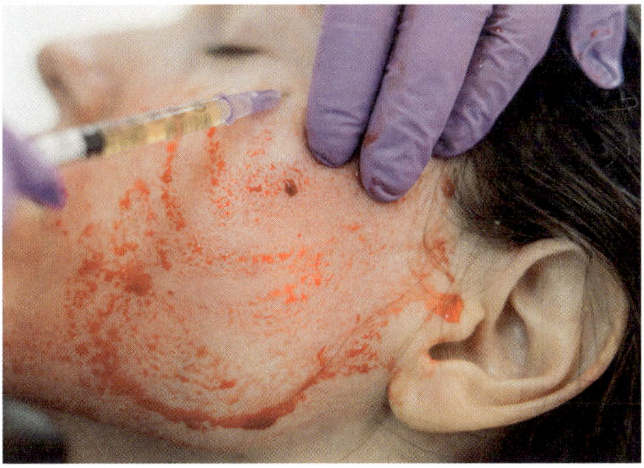

B

A Alterung und die damit verbundenen Veränderungen des Körpers werden zunehmend als medizinische Phänomene betrachtet. Das Foto zeigt eine angeblich verjüngende Gesichtsbehandlung mit Blattgold.

B Das Streben nach ewiger Jugend ist nicht neu, es gibt aber zahlreiche neuartige Maßnahmen (hier eine Eigenblutbehandlung), deren Wirksamkeit nicht belegt ist.

Die Leiden des Alters waren zu keiner Zeit willkommen. Der französische Autor **Michel de Montaigne** sah sie aber auch als lehrreiche Vorbereitung auf den Tod. Die moderne westliche Welt steht mit dem Alter auf dem Kriegsfuß und verbindet mit ihm nur Verlust. Um dem Verfall entgegenzuwirken, wenden wir uns an die Medizin. Und wenn diese das Problem lösen kann, liegt die Schlussfolgerung nahe, dass es sich um ein medizinisches Problem handelt. Dass sich Haut und Haare verändern, wurde einmal als natürlicher Prozess angesehen. Heute wird es pathologisiert: Altern ist eine Krankheit.

Während die frühe Medikalisierung des weiblichen Körpers weitgehend auf **medizinischem Imperialismus** – in diesem Fall die Herrschaft männlicher Mediziner über den weiblichen Körper – beruhte, hat die Medikalisierung der Männlichkeit verschiedene Auslöser, darunter den Versuch, die Folgen der Alterung zu vermeiden.

Medizinischer Imperialismus Die Ausweitung medizinischer Erklärungen auf immer größere Bereiche des menschlichen Erlebens, die zuvor als normal oder natürlich eingestuft wurden.

Psychogen Seelisch verursacht. Bezieht sich meist auf körperliche Beschwerden, deren Ursachen in psychischen Belastungen oder Störungen zu suchen sind.

Die Nachfrage nach Mitteln gegen Potenzschwäche und Haarverlust ist riesig. Pharmaunternehmen bieten Produkte an, um diesen Markt zu nutzen. Das meistverkaufte Medikament aller Zeiten ist Viagra (Sildenafilcitrat). Ursprünglich wurde es zur Behandlung von Angina pectoris entwickelt. Der Erfolg blieb aus, aber die Studienteilnehmer stellten eine Nebenwirkung fest: Erektionen. Das Pharmaunternehmen Pfizer war auf eine Goldmine gestoßen.

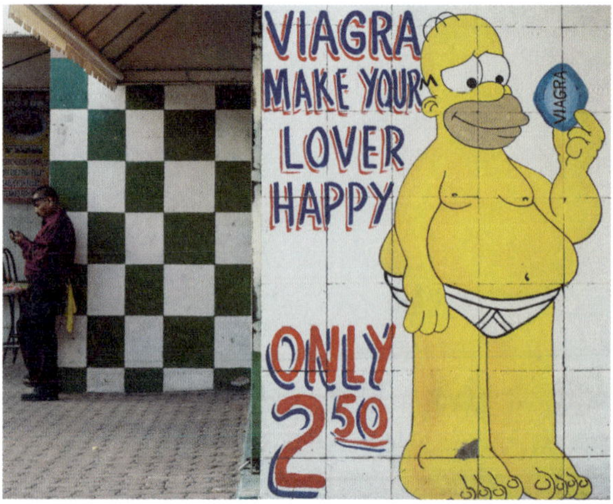

A

A Der Wunsch, Potenzschwäche und andere Folgeerscheinungen männlicher Alterung zu überwinden, hat der Medikalisierung neue Türen geöffnet. Viagra wurde zuerst bei pathologischen Erektionsstörungen verordnet, hat sich aber inzwischen zum Lifestyle-Medikament entwickelt.

B Für Medikamentenhersteller ist es lukrativ, den Menschen zu liefern, was sie sich wünschen – auch ewige »Manneskraft«. Aufgrund des großen Erfolgs von Viagra haben skrupellose Unternehmen weltweit gefälschte Präparate in den Handel gebracht.

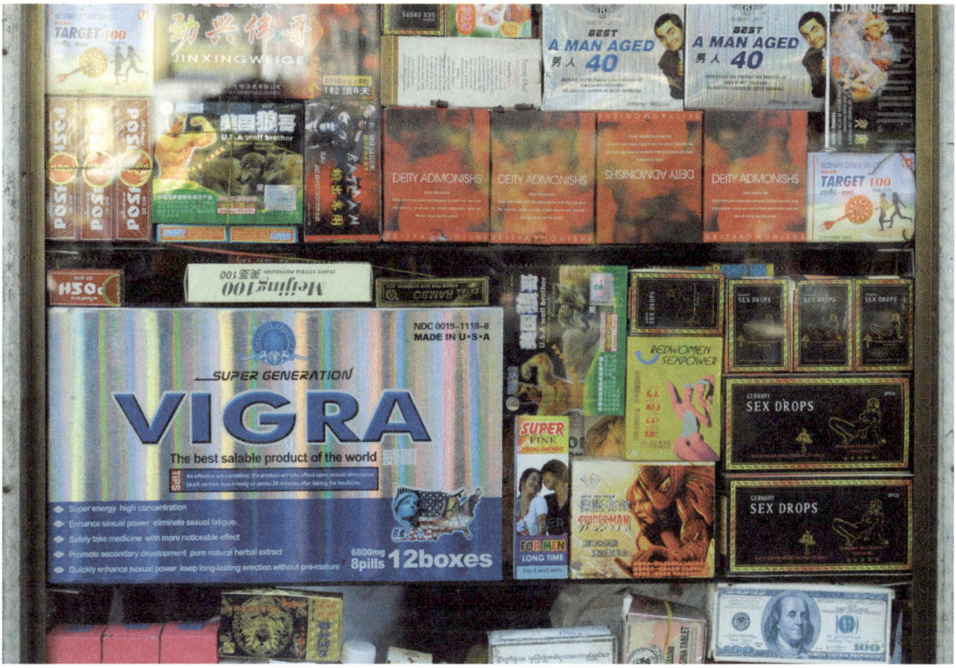

B

Ursprünglich war Viagra verschreibungspflichtig. Es wurde bei erektilen Dysfunktionen infolge von Prostatakrebs, Diabetes oder Nierenleiden verordnet. Aufgrund der enormen Nachfrage ist es inzwischen in einigen europäischen Ländern frei verkäuflich. Darin liegt auch eine Entwertung des Arztberufs.

Die Anwendung konzentrierte sich zunächst auf »ernsthafte« oder klinische Beschwerden, weitete sich aber bald wegen der großen Nachfrage nach der leistungssteigernden Wirkung aus. Daran zeigt sich der Einfluss des Marktes.

Anfangs wurde Viagra bei organischer Dysfunktion verordnet, später bei psychogenen Erektionsstörungen ohne organische Ursache und dann auch bei gelegentlichen, weniger gravierenden Erektionsschwächen. Inzwischen ist es ein Lifestyle-Medikament, das von vielen eingenommen wird, die sich selbst nicht als krank oder funktionsgestört betrachten.

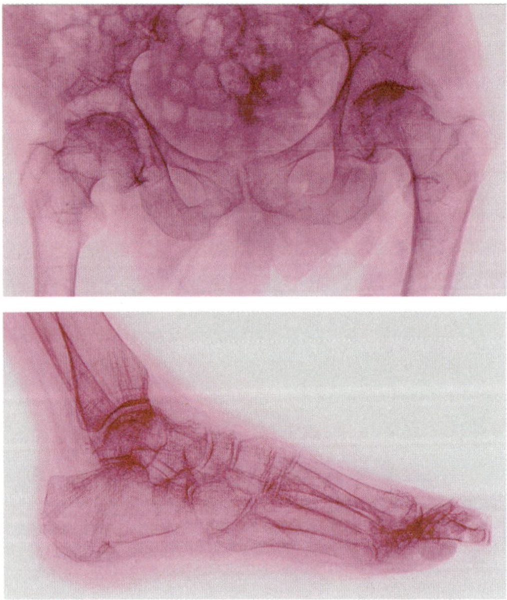

A

A Während bei Männern die Testosteronproduktion mit dem Alter allmählich abnimmt, sinkt der Östrogenspiegel bei Frauen in der Menopause schnell und oft mit unangenehmen Begleiterscheinungen. Diese Röntgenaufnahmen von Becken und Fuß zeigen Anzeichen für Osteoporose, die oft in der Menopause beginnt. Obwohl die Menopause eine natürliche Lebensphase ist, kann eine medizinische Behandlung von Nutzen sein.

B Patienten spielen im Gesundheitswesen eine immer größere Rolle. Gruppen und Initiativen weisen auf Beschwerden und damit verbundene Stigmatisierung hin, fordern mehr Forschung und Zugang zu wirksamen Therapien. Diese Frauen der Gruppe Red Hot Mamas fordern mehr Beachtung für Beschwerden der Menopause.

Auch bei Männern finden zwischen etwa 45 und 55 Jahren Veränderungen statt, die manche Betroffene als unangenehm erleben, etwa Depressionen, nachlassende Libido, Erektionsschwäche, Abbau der Muskelmasse, Gynäkomastie (»Männerbusen«), Stimmungsschwankungen, Antriebslosigkeit, Schlafbeschwerden und Konzentrationsschwäche. Obwohl die Existenz einer »Andropause« in Fachkreisen umstritten ist, wird in den USA gegen diese Beschwerden häufig Testosteron verordnet. Die Testosteronproduktion lässt im mittleren Alter nicht schlagartig nach, sondern reduziert sich langsam, um weniger als 2% pro Jahr. Nachdem 1935 das Testosteron isoliert worden war, suchten Pharmaunternehmen aktiv nach einem Markt. Gravierende Probleme wie sexuelle Unterentwicklung boten nicht genügend Absatzchancen, aber mit den »männlichen Wechseljahren« ließ sich viel Geld verdienen.

Die Gründe waren ähnliche wie für die Medikalisierung weiblicher Alterung.

Der sinkende Östrogenspiegel wurde zum Symptom einer Krankheit umdefiniert – der **Menopause**. Als Behandlung wurde eine Hormonersatztherapie (HET) empfohlen.

Die Hormonersatztherapie sollte nicht nur Beschwerden lindern, sondern auch altersbedingten körperlichen Veränderungen vorbeugen. Diese Veränderungen wurden zur »Krankheit«, die HET war das Heilmittel und die Verordnungen nahmen in den frühen 1970er-Jahren stark zu. Conrad weist auch auf den Nachteil der Medikalisierung hin: Trotz vollmundiger Werbung war die frühe HET nicht ungefährlich. Weil sie mit verschiedenen Krebsarten in Verbindung gebracht wurde, nahmen die Verordnungszahlen schnell wieder ab. Die zweite, als sicher beworbene Medikamentengeneration weckte ähnliche Bedenken. 2001 nahmen 33 % der 50-jährigen Frauen in den USA Hormonpräparate ein. 2002 sorgte eine vom *Journal of the American Medical Association* veröffentlichte Studie für Aufsehen: Nach acht Jahren wurde eine klinische Studie beendet, in der im Vergleich zu einem Placebo ein erhöhtes Risiko für Brustkrebs, Thrombosen und Herzkrankheiten festgestellt wurden. Eine spätere Studie ergab keine Verbesserungen der Lebensqualität.

Die HET ist noch immer umstritten. Manchen Frauen hilft sie, und neuen Studien zufolge lässt sich kein Zusammenhang mit höherer Sterblichkeit nachweisen. Risiken gibt es dennoch. Allen Marketingversprechen zum Trotz bewirkte die HET in ihrer Anfangszeit eine katastrophale Medikalisierung der Menopause.

Menopause Eine natürliche Phase im weiblichen Alterungsprozess, in der die Östrogenproduktion nachlässt. Sie findet etwa zwischen dem 45. und 55. Lebensjahr statt. Begleiterscheinungen wie Hitzewallungen, nächtliches Schwitzen, nachlassende Libido, Stimmungsschwankungen und Anspannung begünstigen die Medikalisierung der Menopause.

B

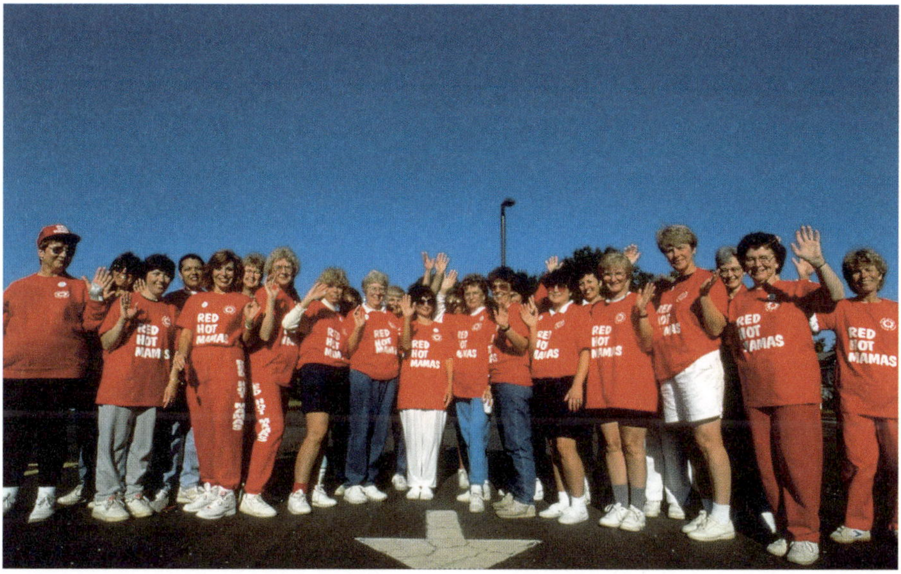

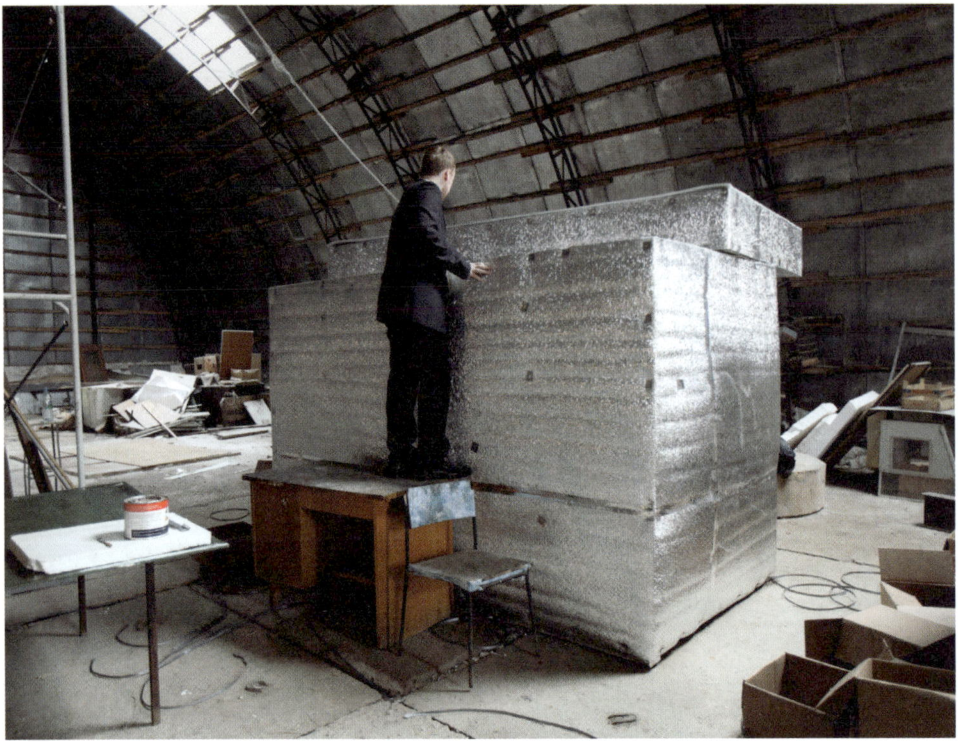

A

Nirgends ist das Paradox der Medikalisierung offenkundiger als am Lebensende.

A/B Der Tod wird zunehmend medikalisiert und die sagenhaften Fähigkeiten der Medizin bewirken, dass manche ihn für überwindbar halten. In unserer Kultur stehen Ärzte unter enormem Druck, alles Erdenkliche zu unternehmen, um Patienten am Leben zu erhalten. Das Foto zeigt Behälter mit Flüssigstickstoff in KrioRus bei Moskau. Darin werden ganze Körper und Köpfe aufbewahrt, um sie eines Tages vielleicht wieder zum Leben zu erwecken.

Die medizinische Presse veröffentlichte den bewegenden Bericht eines Arztes. Sein Vater, selbst Arzt, hatte ihm in jungen Jahren von Patienten erzählt, die den Tod nicht als unausweichlich hinnehmen konnten. Bis zum letzten Moment forderten sie Behandlung, klammerten sich an jeden Strohhalm, um das Ende hinauszuzögern. Er verstand nicht, warum sie das Unausweichliche nicht akzeptieren wollten.

Dennoch tat er an seinem Lebensende dasselbe: Er wünschte sich alles Menschenmögliche, damit ihm noch einige Atemzüge blieben.

In der vorhersehbaren Zukunft ist der Tod unausweichlich. Mit zunehmender Lebenserwartung steigt die Zahl der Alterskrankheiten. Wir wünschen uns Therapien, doch diese haben Nebenwirkungen. Und auch gegen die Nebenwirkungen wünschen wir Behandlung. Das kann einen medizinischen Erdrutsch nach sich ziehen.

Medienwirksamer wissenschaftlicher Optimismus spielt ebenfalls eine Rolle. Wenn der Tod ein medizinisches Phänomen ist, die Folge von Verletzung oder Krankheit, dann besteht die Möglichkeit einer technologischen Lösung – wenn nicht heute, dann doch bald. So gesehen wäre der Tod kein natürliches, unvermeidbares Ereignis, sondern medizinisches Versagen, das es zu vermeiden gilt.

Oft versucht die moderne Medizin vor allem in der westlichen Welt Risiken zu umgehen. Wenn der Tod das ultimative Risiko ist, liegt es nahe, dass Ärzte unter einem hohen Druck stehen. Denn wenn die Juristen auf den Plan treten, können sie wenigstens behaupten, alles Menschenmögliche versucht zu haben.

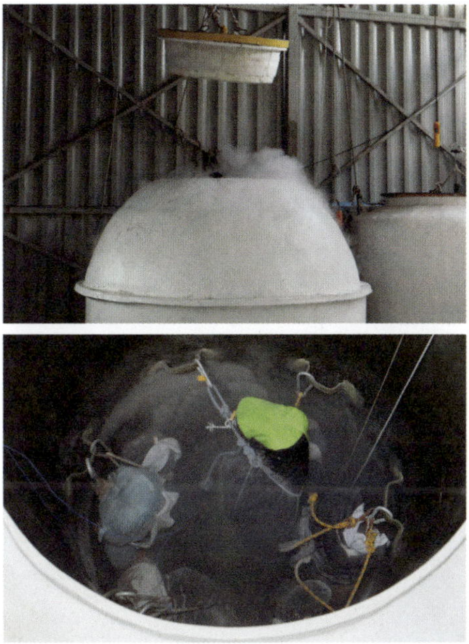

B

Wenn nun der Tod unausweichlich ist, wie sollen wir mit ihm umgehen? Wie sähe ein guter Tod aus? Die meisten von uns wünschen sich möglichst wenig Schmerzen und Angst. Aber wie viel Medizin, wie viel Technologie? Wollen wir auf einer Intensivstation sterben oder lieber zu Hause im Beisein von Familie und Freunden? Wenn das nicht möglich ist, käme ein **Hospiz** infrage – die Betreuung durch Menschen, die in der Palliativpflege ausgebildet sind? Welchen Stellenwert hat die Verlängerung des Lebens, und welchen die Lebensqualität in der letzten Lebensphase? Diese Fragen zeigen einen neuen Aspekt der Medikalisierung auf.

Der Tod ist heute vorwiegend ein medizinisches Phänomen.

Hospiz Pflegeeinrichtung für Menschen im Endstadium einer Krankheit, für die eine Krankenhausbehandlung nicht mehr angezeigt ist. Neben der Linderung von Symptomen wird vor allem Wert auf emotionale und spirituelle Betreuung in der Endphase des Lebens gelegt.

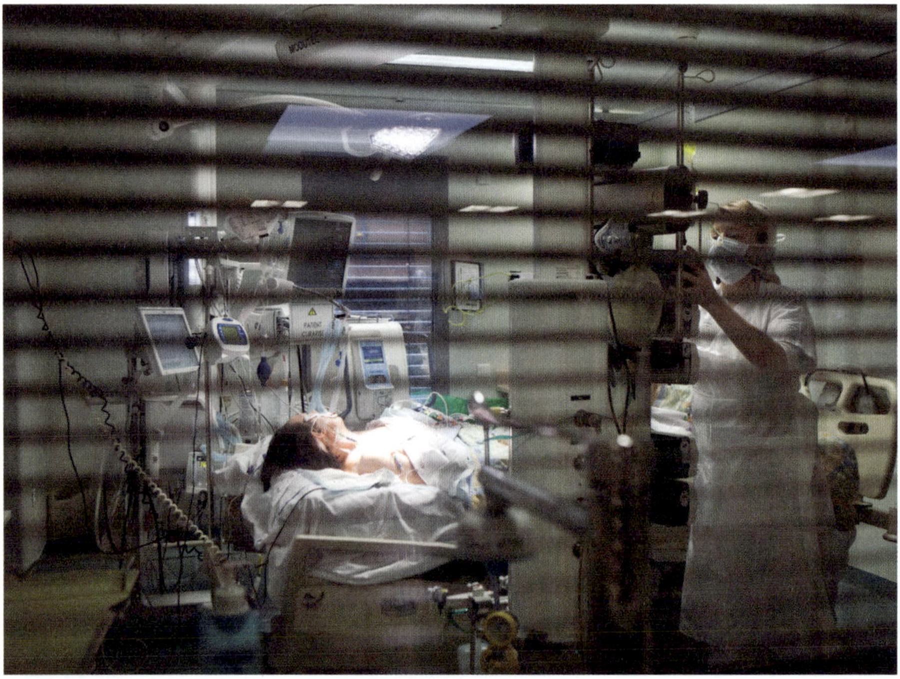

A

A Die Medizin hat den Auftrag, Leben zu erhalten. Um für menschenwürdiges Sterben zu sorgen, muss sie aber auch entscheiden können, wann eine aktive – und belastende – Behandlung abgebrochen werden sollte.

B Vor allem in reichen Ländern sterben die meisten Menschen nicht zu Hause, sondern in Krankenhäusern und anderen Einrichtungen. Auch bei ausgezeichneter medizinischer Versorgung und/oder Betreuung wird der Tod dadurch institutionalisiert. Das Foto zeigt die vorsortierte Medikamenten-Wochenration eines Altersheim-Bewohners.

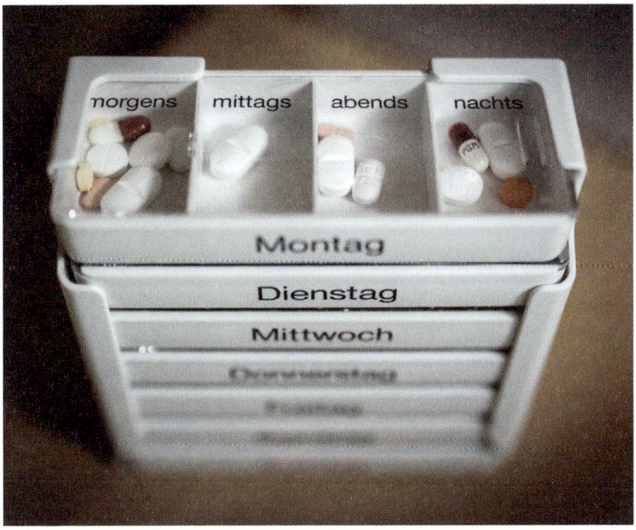

B

Die Ärzte können uns meist sagen, wann und wo im Körper das Sterben begonnen hat und wann mit dem Tod zu rechnen ist. Sie tun alles, um ihn hinauszuzögern, können ihn aber nicht verhindern. Zu Beginn des 19. Jahrhunderts starben fast alle Menschen zu Hause. Heute sterben über 80 % der Amerikaner in medizinischen Einrichtungen, 60 % in Akut-Krankenhäusern.

Der Tod ist ebenso wenig eine Krankheit wie die Geburt.

Er ist ein überaus menschliches Ereignis. Aber wie sollen wir dieses Ereignis verstehen? Was geschieht mit unserem Selbstverständnis, wenn wir den Tod Fachleuten überlassen?

Die Medikalisierung und ihre Widersprüche beruhen auf den Kräften, die unsere heutige Medizin antreiben. Manche sind uneingeschränkt nützlich, andere steuern in eine wirtschaftlich oder gesundheitlich schädliche Richtung. Dabei spielt das Gewinnstreben von Medikamenten- und Geräteherstellern eine wichtige Rolle.

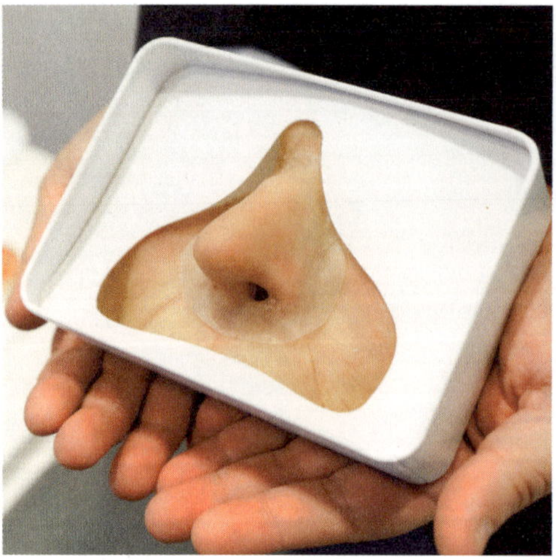

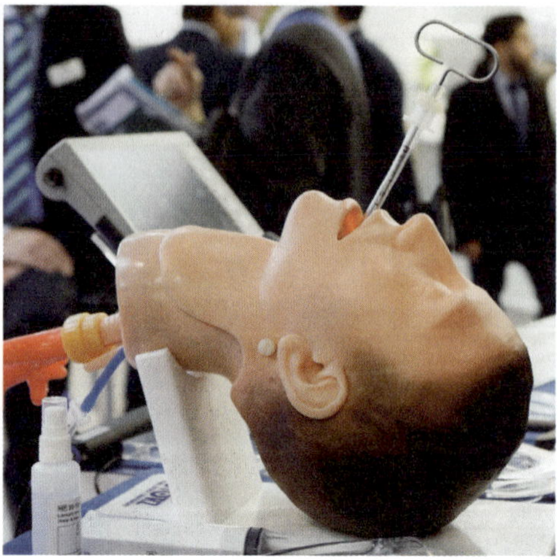

A

In den 1970er-Jahren äußerte sich Henry Gadsen, damals Geschäftsführer des Pharmariesen Merck, in der Zeitschrift *Fortune* frustriert darüber, dass Medikamente nur an Kranke verkauft wurden. Sein Ziel war, sie – wie Kaugummi – an jedermann zu verkaufen. Gadsen vervierfachte den Umsatz von Merck und beeinflusste die Einstellung der westlichen Konsumenten zu Krankheit und Gesundheit, indem er alle modernen Marketingtechniken ausschöpfte. Angst vor Krankheit, Einsamkeit, Leiden und Alter bewirkten, dass der Absatz von Medikamenten an Gesunde – vor allem Amerikaner – rasant anstieg. Theoretisch ließ sich jeder, auch der Gesündeste, so manipulieren, dass er zu Medikamenten griff.

Steigende Erwartungen, kommerzielle Vermarktung und spektakuläre Erfolge der Medizin gingen Hand in Hand. Krankheit und Leid wurden zunehmend als »Fehler« betrachtet, als unerwünschte Störungen in einem Leben, in dem Gesundheit, Glück und Zufriedenheit im Alter Geburtsrechte zu sein schienen.

Warum mit dem zufrieden sein, was die Natur einem zugeteilt hat? Wenn ein »gutes Leben« exzellente Funktion von Geist und Körper bedeutet, und wenn die Medizin dafür sorgen kann – warum nicht?

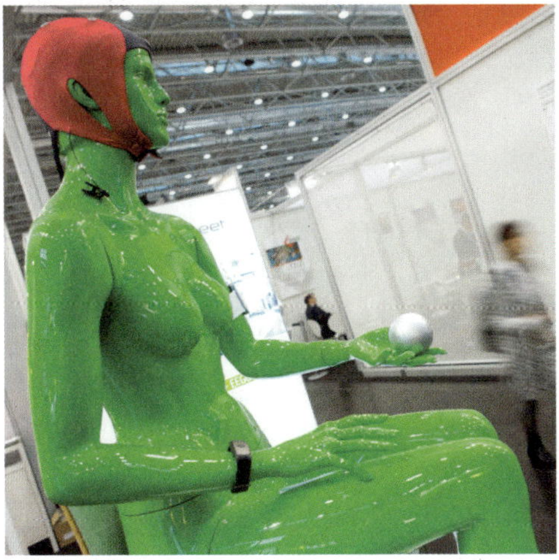

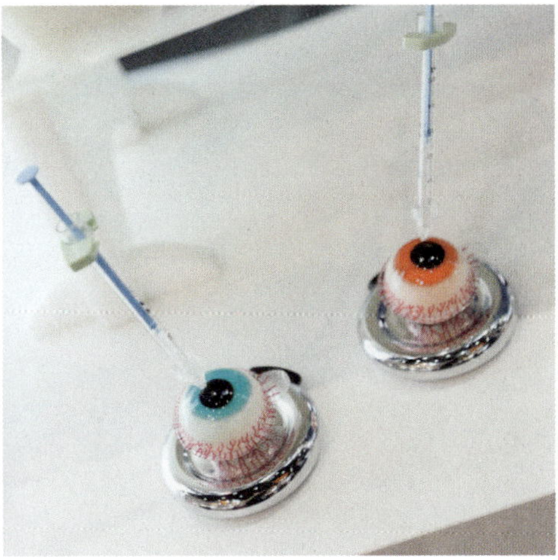

A Trotz aller Verdienste der Medizintechnologie treiben das Streben nach Markterweiterung und Profit die Medikalisierung voran. Dadurch steigen die Kosten, aber nicht immer der Nutzen. Das Foto zeigt neue Produkte auf der Messe MEDICA 2017.

Warum sollen wir keine Verbesserungen in Anspruch nehmen, um in der modernen Welt mit ihrem Wettbewerb, ihrem Materialismus und ihrem **Hyper-Individualismus** zu bestehen?

Hyper-Individualismus
Während der Individualismus sowohl die moralische Bedeutung des Einzelnen als auch die Verpflichtung zur Förderung des individuellen Wohlergehens betont, erkennt der Hyper-Individualismus keine Beschränkung der individuellen Selbstverwirklichung durch das Gemeinwohl an.

Solche Kräfte und die »käuflichen Gesundheitsleistungen« haben dazu beigetragen, dass medizinische Maßnahmen stark zugenommen haben. Viele von ihnen sind unnötig und manche sogar schädlich.

Die Medikalisierung und die Zunahme medizinischer Maßnahmen haben weitreichende Auswirkungen auf die Kosten. In Kapitel 4 wird dargestellt, dass der derzeitige Kurs der modernen Medizin langfristig nicht bezahlbar ist.

Etwas muss sich ändern.

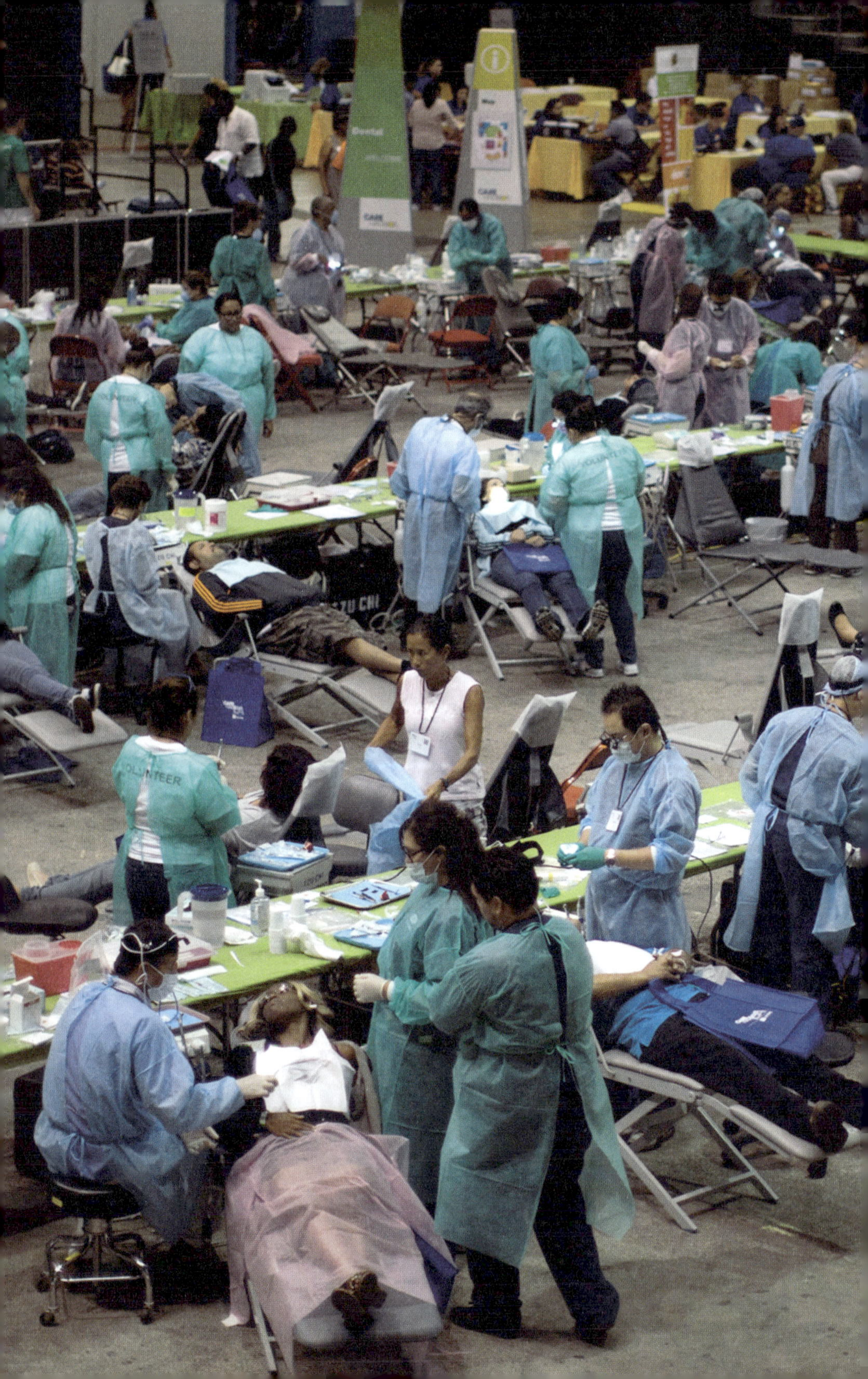

4. Warum sich die Medizin wandeln muss

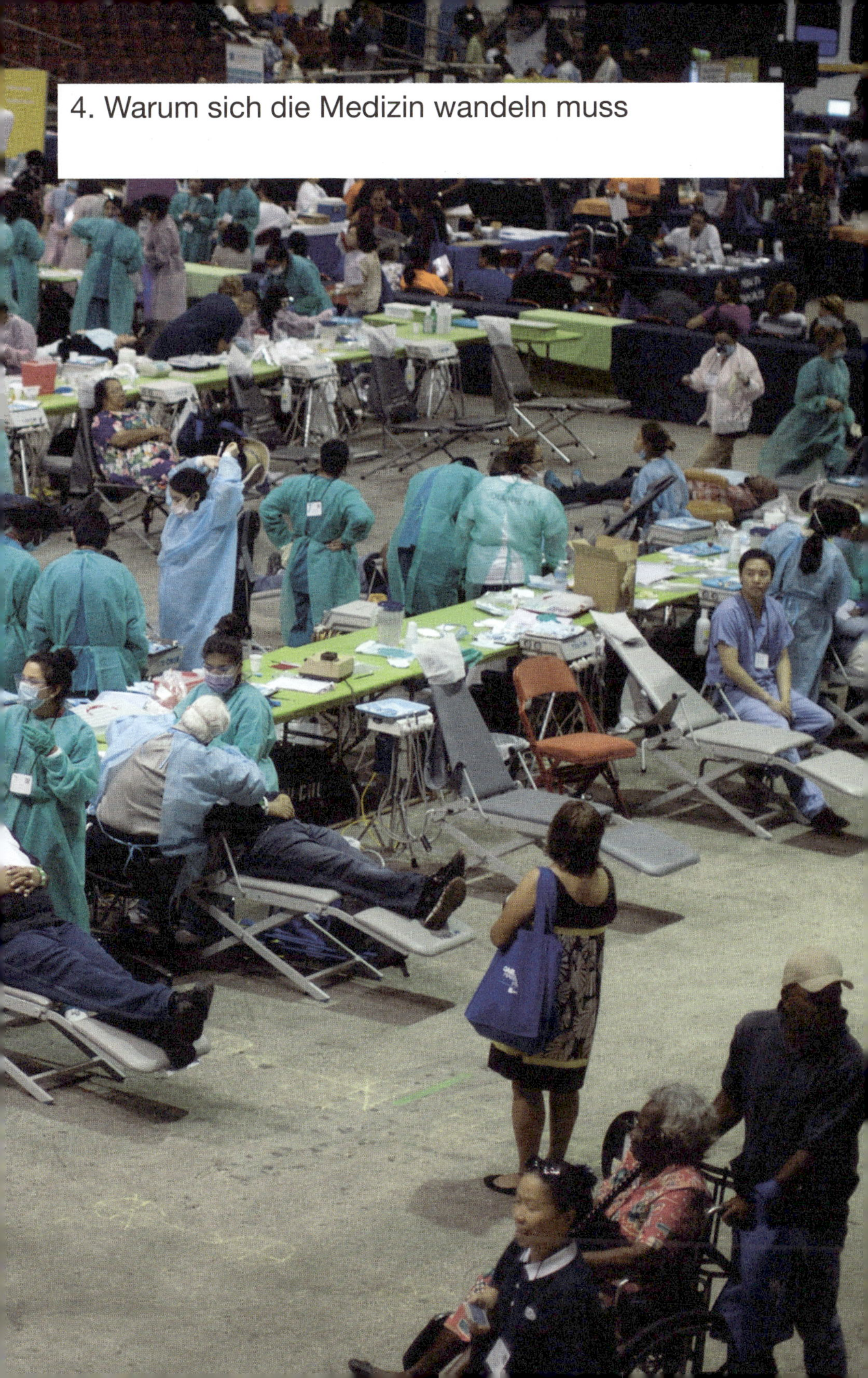

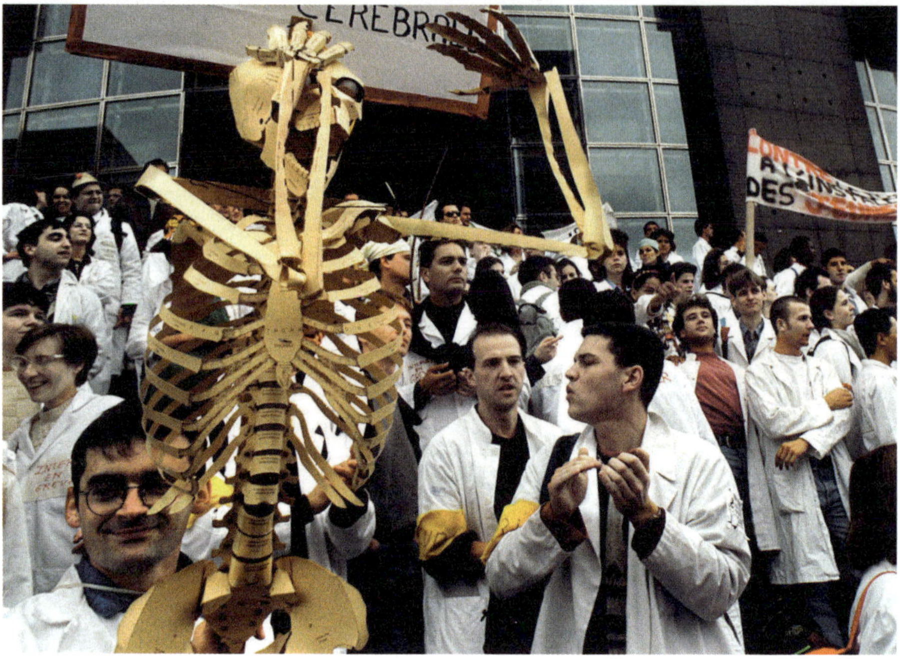

A

Anfang 2018 kündigte das US-Pharmaunternehmen Spark Therapeutics die Einführung einer neuen Therapie zur Behandlung einer durch einen Gendefekt verursachten, zur Erblindung führenden Form der Retina-Degeneration an. In jedes Auge wird ein Virus injiziert, um das geschädigte Gen zu ersetzen. Die Therapie namens Luxturna kostet pro Injektion $425 000, für die Behandlung beider Augen also $850 000.

A Überalterung, Hightech-Medizin und steigende Erwartungen treiben die Gesundheitskosten in die Höhe und machen die Medizin zu einem politischen Thema. Das Foto zeigt französische Ärzte, die gegen staatliche Einschränkungen ihrer Berufsausübung protestieren.

B Pharmaunternehmen agieren weltweit und verzeichnen enorme Gewinne. Andererseits können Forschung und Entwicklung neuer Medikamente teuer und risikoreich sein. Foto: Mitarbeiter von Teva Pharmaceutical Industries demonstrieren gegen Stellenstreichungen (2017).

Das größte praktische Problem der Medizin sind die Kosten. Wie sollen wir sie bezahlen?

Jedes Land der Welt steht ungeachtet von Wohlstand, Größe oder Gesundheitssystem vor dieser Frage.

Ein Vergleich zwischen nationalen Gesundheitssystemen und -kosten ist schwierig, weil jedes System seine Eigenheiten hat. Die meisten beruhen aber auf dem Grundprinzip von Leistung gegen Zahlung.

Das eine Extrem, beispielsweise in Indien und den USA, bildet die private Zahlung, entweder durch den Patienten oder durch Versicherungsprogramme des Arbeitgebers. Kommerzielle Gesundheitsdienstleister rechnen direkt mit Patient oder Versicherung ab. Das entlastet den öffentlichen Haushalt, wirft aber Fragen in Bezug auf Fairness, Gerechtigkeit und Kosten auf.

In den meisten europäischen Ländern (und vielen anderen) gibt es ein **Kranken- und Pflegeversicherungssystem**. Arbeitgeber und Arbeitnehmer zahlen in eine Versicherung ein, aus der Gesundheitsleistungen finanziert werden. Die Leistungen können kostenlos sein, es kann auch eine Selbstbeteiligung des Patienten anfallen. Zur Verbesserung der Leistungen und finanziellen Stabilisierung können auch Beiträge des Staates zufließen. Das Prinzip der Solidargemeinschaft bewirkt, dass auch Menschen abgesichert sind, die keine Beiträge zahlen können und dass Kranke oder Alte keine höheren Beiträge zahlen als Gesunde oder Junge. Die Leistungen können von gewerblichen, staatlichen oder gemeinnützigen Organisationen erbracht werden.

Kranken- und Pflegeversicherung (KV/PV)
Ein System zur Aufbringung von Krankheits- und Pflegekosten, das sich durch Beiträge von Arbeitgebern und Arbeitnehmern finanziert. Die Beitragszahlungen sind normalerweise verpflichtend, die finanzielle Stabilität wird in manchen Ländern durch staatliche Zuschüsse gewährleistet.

B

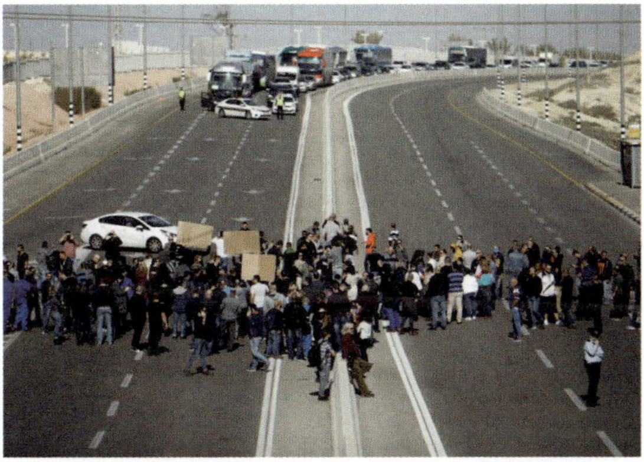

Elektive Operationen Von dem lateinischen Wort *eligere* (auswählen). Chirurgische Eingriffe, die nicht sofort vorgenommen werden müssen, sondern zu einem geplanten, späteren Termin erfolgen können.

Bruttoinlandsprodukt (BIP) Begriff aus der Wirtschaftswissenschaft. Bezeichnet den Gesamtwert aller von einem Land bereitgestellten Waren und Dienstleistungen im Lauf eines Jahres.

Ökonomischer Ultraliberalismus Eine extreme, meist ideologisch basierte freie und ungeregelte Wirtschaftspolitik. Befürwortern zufolge sollen ökonomische Entscheidungen weitestmöglich von Privatpersonen und Privathaushalten unter minimaler Beteiligung des Staates gefällt werden.

Ein anderes Modell sind die staatlichen Gesundheitssysteme, für die Pflichtbeiträge wie eine Steuer einbehalten werden. Gesundheitsleistungen stehen jedem Bürger kostenlos zu. Ein Beispiel für dieses Modell ist der National Health Service (NHS) in Großbritannien. Allerdings spielen auch dort zunehmend kommerzielle Anbieter und Wettbewerbsbedingungen eine Rolle.

Unabhängig vom Modell eines jeweiligen Landes bewirken die hier dargestellten Kräfte, dass die Gesundheitsversorgung Gegenstand politischer und wirtschaftlicher Diskussionen wird. Der britische NHS ist ins politische Kreuzfeuer geraten. Im Winter 2017–2018 wurden alle **elektiven Operationen** ausgesetzt, um Kapazitäten für die saisonal steigenden Akutfälle frei zu halten. Die Wartelisten und die Belastung des Personals wachsen, Ärzte klagen über »Bedingungen wie in der Dritten Welt«, die Unzufriedenheit der Patienten und Pflegekräfte nimmt zu. So scheint es nicht weiterzugehen.

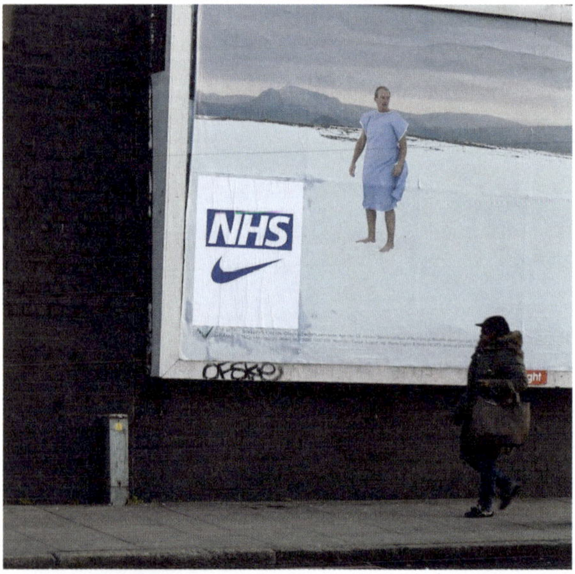

A

A In England kam es nach Versuchen, Kosten durch kommerzielle Modelle zu dämpfen, zu politischen Kontroversen. Dieser provokante NHS/Nike-Aufkleber von Jonny Banger (Sports Banger) entstand im Rahmen einer Protestkampagne junger Ärzte. Hier wurde damit ein Plakat der Macmillan-Krebshilfe beklebt.

B In den USA gibt es hervorragende Ärzte und Kliniken. Die Kosten sind aber hoch und gute Leistungen sind nicht überall und nicht für jeden verfügbar. Versuche einer gerechteren Lösung – hier ein Plakat für Obamacare in einer Versicherungsagentur in Kalifornien – sind politisch umstritten.

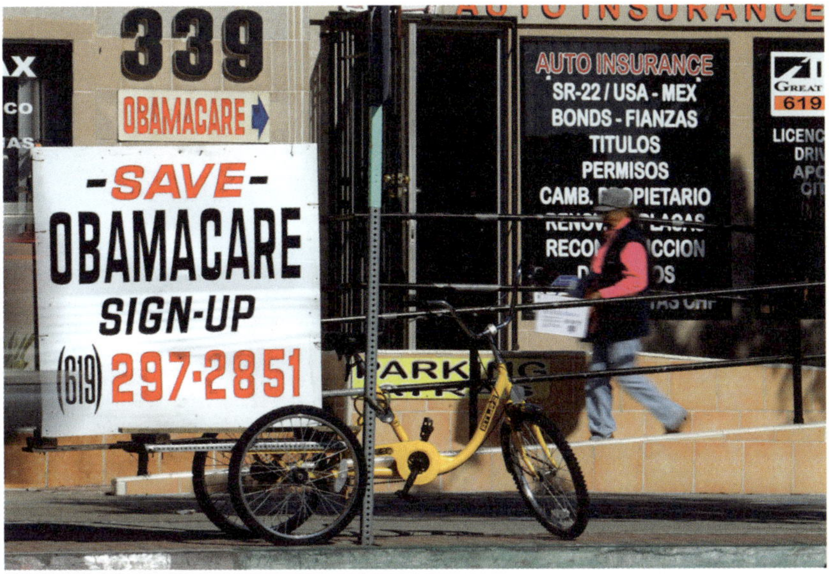

B

In den USA, wo der Markt die Regeln vorgibt, ist die Situation dramatisch. Die Gesundheitskosten sind extrem hoch, sie machen fast ein Fünftel des **Bruttoinlandsprodukts** aus. Ein klarer politischer Kurs existiert nicht. Individualismus, **ökonomischer Ultraliberalismus** und Misstrauen gegenüber dem Staat erschweren einen Wandel. Wenn aber nur Arbeitnehmer und Arbeitgeber in die Krankenversicherung einzahlen und kommerzielle Unternehmen die Leistungen erbringen, sind zahlreiche Menschen schlecht oder gar nicht abgesichert. Für Wohlhabende ist die medizinische Versorgung in den USA hervorragend. Das System ist aber ungerecht, teuer und ineffizient. Armen Menschen steht keine gute Gesundheitsversorgung zur Verfügung.

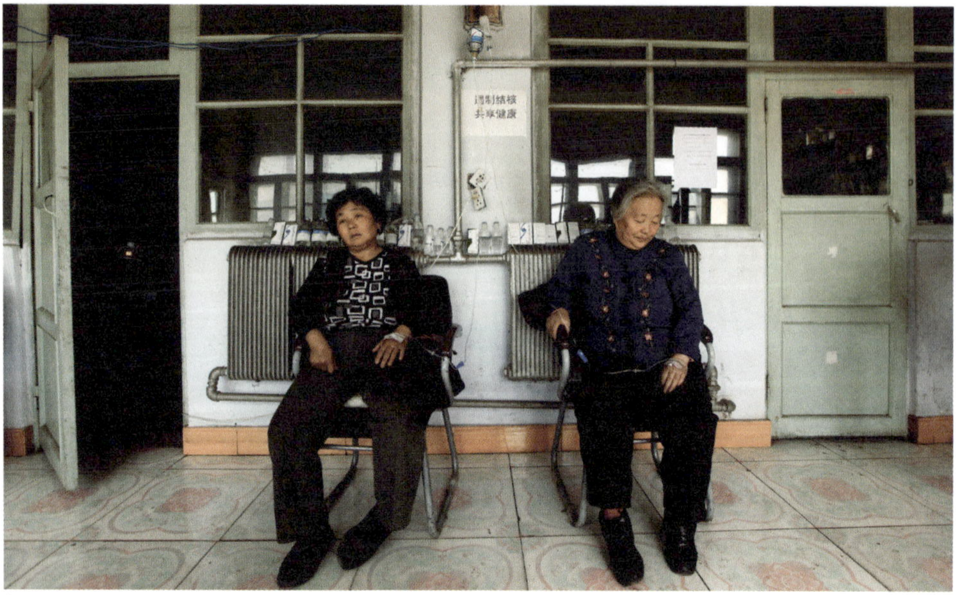

A

A Trotz des starken Wirtschaftswachstums ist in China die Gesundheitsversorgung außerhalb der größeren Städte schlecht. Diese ländliche Klinik ist für rund 600 000 Menschen zuständig, die in der Region um die Stadt Shuangcheng leben.

B Auch in Indien ist der Zugang zur primären Gesundheitsversorgung eingeschränkt. Hier arbeiten Ärzte in einem Operationssaal des Lifeline Express, der auf dem Bahnhof in Jalore in sieben Eisenbahnwaggons eingerichtet wurde.

Die beiden bevölkerungsreichsten Länder der Welt, China und Indien, stehen vor besonderen Problemen.

In China leben 1,4 Milliarden Menschen. 2014 machten Gesundheitskosten 5,5 % des BIP aus. Durch das starke Wirtschaftswachstum hat die Armut ab- und die Gesamtgesundheit zugenommen. Wohlhabenden Stadtbewohnern stehen hervorragende Angebote zur Verfügung, der armen Landbevölkerung aber oft nicht einmal die Grundversorgung. Obwohl die Hälfte der Bevölkerung auf dem Land lebt, investiert die Regierung vorwiegend in die Städte. Etwa 80 % der medizinischen Einrichtungen befinden sich in Metropolregionen. Die Gesundheits-Infrastruktur auf dem Land ist schlecht. 80 % der armen Landbewohner haben keine sanitären Einrichtungen, 20 % kein sauberes Trinkwasser. Auch die Unterschiede in

Ausbildung und Fähigkeiten medizinischer Fachkräfte sind erheblich. Gesundheitsleistungen, die selbst bezahlt werden müssen, können teure Überbehandlungen verursachen und Familien ruinieren. Die **Umweltzerstörung** durch das schnelle Wirtschaftswachstum kann die Gesundheitssituation in Zukunft noch verschärfen.

Indien mit 1,3 Milliarden Einwohnern gibt noch weniger als China für die Gesundheit aus: etwa 4,7 % des BIP. In China liegen die öffentlichen Gesundheitsausgaben bei 3,1 % des BIP, in Indien bei nur 1,4 %. Obwohl die indische Verfassung Gesundheitsfürsorge für alle Einwohner vorsieht, stehen diese Leistungen nicht überall zur Verfügung oder die Qualität ist schlecht. 2014 wurden 62,4 % der Gesundheitskosten privat bezahlt.

Ein Artikel in der *Times of India* (2015) gab an, dass jährlich 63 Millionen Menschen allein aufgrund extremer Gesundheitskosten unter die Armutsgrenze rutschen.

Auch in Indien gibt es medizinische Einrichtungen hauptsächlich in den Städten. Durch die Landflucht ist die Gesundheits-Infrastruktur vieler Städte überlastet. Und obwohl viele Inder privat krankenversichert sind, verfügen drei Viertel der Bevölkerung über keinen Versicherungsschutz.

Umweltzerstörung Schädigung, Ausplünderung und Entwertung der natürlichen Umgebung, etwa durch Verringerung der Artenvielfalt, Vernichtung von Lebensräumen oder Verschmutzung natürlicher Ressourcen wie Luft und Wasser, vorwiegend durch menschliche Aktivitäten.

B

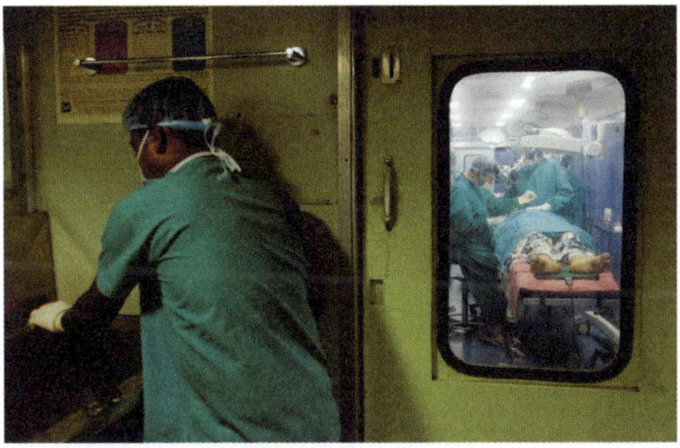

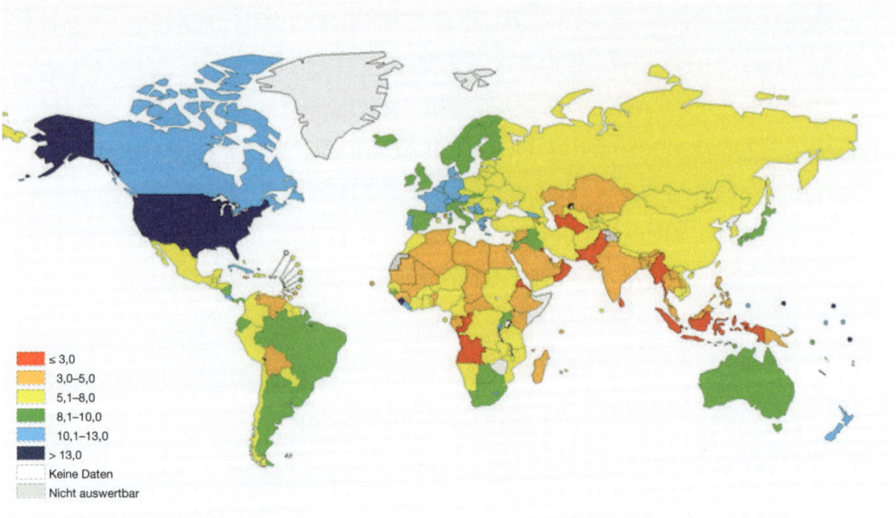

A

Ein wichtiger Aspekt sind die **Opportunitätskosten**. Jeder Euro, der für Gesundheit ausgegeben wird, kann nicht für andere sinnvolle Zwecke ausgegeben werden. Gesundheit ist für die Menschheit wichtig. Das gilt aber auch für Bildung, eine intakte Umwelt, Gerechtigkeit, Freiheit und nationale Sicherheit. Ist die Gesundheit gefährdet, wird sie naturgemäß hoch bewertet. Wenn es uns besser geht, erinnern wir uns an andere Dinge, die im Leben Bedeutung haben.

Obwohl die Medien es uns einreden wollen, macht nicht nur die Gesundheit das Leben aus. Sie ist ein Mittel, kein Selbstzweck.

A Die Gesundheitsausgaben unterscheiden sich weltweit stark. Sie liegen in den wohlhabenden Ländern höher, das führt aber nicht immer zu einer besseren Versorgung. Die Karte zeigt die nationalen Gesundheitsausgaben in Prozent des BIP im Jahr 2011.

B Die Wirtschaftsmodelle der Gesundheitsfürsorge unterscheiden sich von Land zu Land. In den USA machen die Ausgaben den höchsten Anteil des BIP aus, werden aber zumeist privat aufgebracht. Die Karte zeigt die Gesundheitsausgaben in Prozent der Gesamtausgaben (2011).

Opportunitätskosten
Begriff aus der Wirtschaftswissenschaft für entgangene Erlöse, die dadurch verursacht werden, dass vorhandene Möglichkeiten nicht genutzt werden.

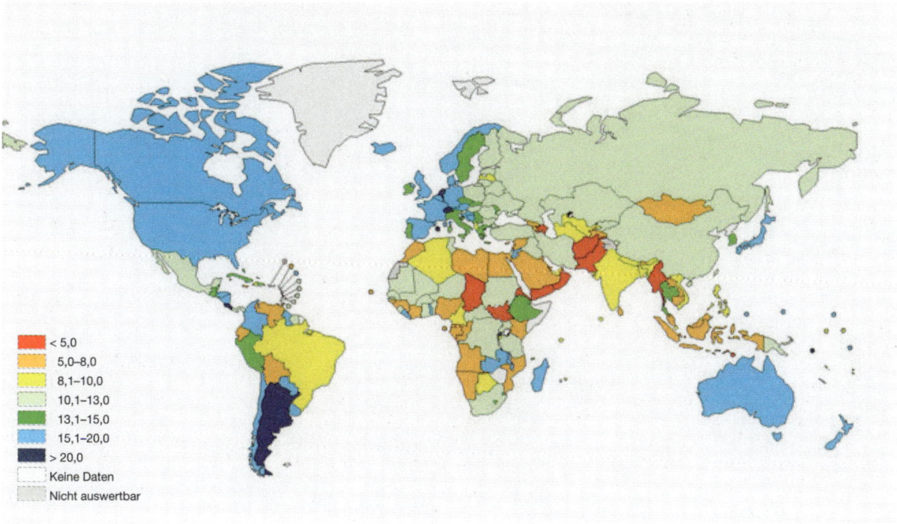

B

Wie viel geben wir für Gesundheit aus? Der WHO zufolge waren es 2015 weltweit 7,3 Trillionen US-Dollar, fast 10 % des BIP (der Wert für Bildung lag bei etwa 5 %). In Ländern mit hohem Einkommen lag der Anteil bei 12 %, in Ländern mit mittlerem Einkommen bei 6 %. In armen Ländern, wo der Bedarf normalerweise am höchsten ist, waren es etwa 7 %. Für die 35 Mitgliedsländer der OECD (Organisation für wirtschaftliche Zusammenarbeit und Entwicklung) betrug er durchschnittlich 9 %.

Die USA geben mit sagenhaften 17,9 % (2015) den größten Anteil ihres BIP für Gesundheit aus (für Bildung lag der Betrag 2014 bei 6,2 %). Unter den wirtschaftsstarken G7-Staaten (Kanada, Frankreich, Deutschland, Italien, Japan, Großbritannien und USA) lag der Prozentsatz für Deutschland und Frankreich bei 11 % des BIP, für Großbritannien bei 9,9 % und für Italien mit 9,1 % am niedrigsten.

In den OECD-Ländern ist zwar ein Zusammenhang zwischen Gesundheitskosten und Lebenserwartung zu erkennen, aber die Relation ist nicht einheitlich.

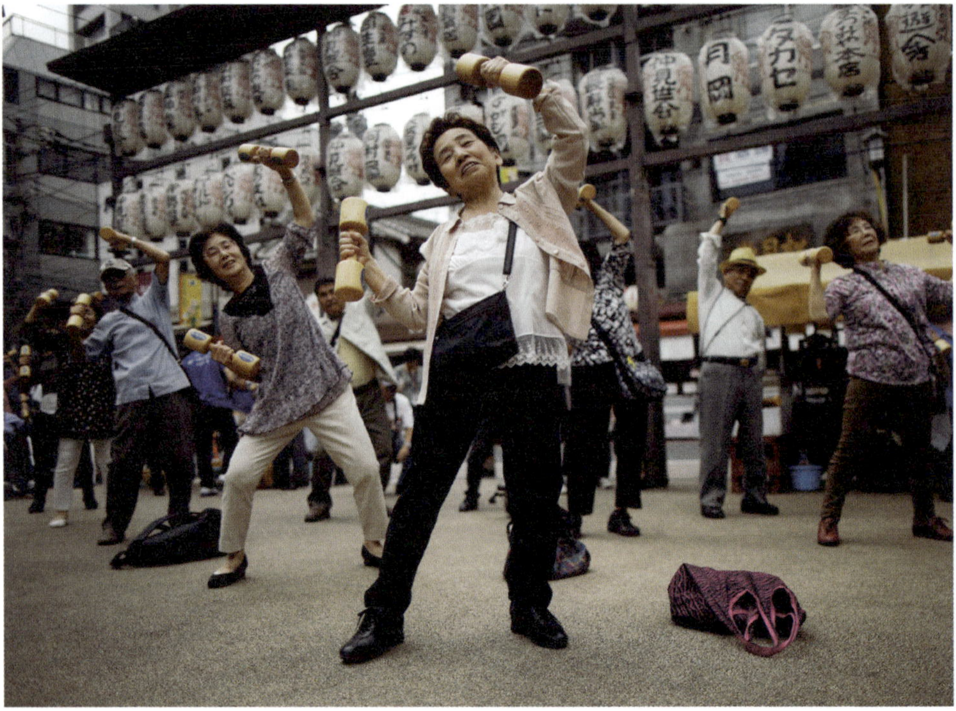

A

2016 wurden in den USA pro Kopf $10348 ausgegeben, in Großbritannien $4192. Unter den G7-Staaten hatte Japan die höchste Lebenserwartung, stand hinsichtlich der Pro-Kopf-Ausgaben aber an fünfter Stelle. Italien hatte die niedrigsten Ausgaben, aber die zweithöchste Lebenserwartung. Die durchschnittliche Lebenserwartung bei der Geburt lag in den USA bei 78,8 Jahren, ist aufgrund Opioidmissbrauchs aber gesunken. In Großbritannien lag die Lebenserwartung bei der Geburt im gleichen Jahr bei 81,4 (aus ungeklärten Gründen nimmt die Lebenserwartung in Großbritannien nicht mehr zu. Manche vermuten, dass Reduzierungen von Sozialleistungen eine Rolle spielen, dies ist aber nicht bewiesen).

Es besteht eine feste Beziehung zwischen Gesundheitsausgaben und Lebenserwartung.

Die meisten Kosten entstehen durch die Behandlung von Krankheiten. Seit schwere Infektionskrankheiten besiegt sind, haben

Lebensgewohnheiten (Ernährung, Bewegung, Rauchen, Alkohol) und Faktoren wie das sozioökonomische Gefälle oder Bildungsstand stärkeren Einfluss auf die Lebenserwartung. Auch das Geschlecht spielt eine Rolle. In Japan werden Frauen durchschnittlich sechs Jahre älter als Männer. In den OECD-Staaten sind **koronare Herzerkrankungen** die häufigste Todesursache, wenngleich die Zahlen sinken. Die Zahl der Raucher und die Krebsfälle nehmen ab, Übergewicht und Alkoholmissbrauch sind aber nach wie vor ernsthafte Probleme.

Koronare Herzerkrankung
Unterbrechung der Blutversorgung des Herzens durch Fettablagerungen in den Herzkranzgefäßen (Atherosklerose). Weltweit eine der häufigsten Todesursachen.

A Ältere Menschen in Tokio bei der Gymnastik. Übergewicht, Herz-Kreislauf-Erkrankungen und andere Zivilisationskrankheiten stellen weltweit ein Problem dar.

B Alterseinsamkeit kann Gesundheitsprobleme verursachen oder verstärken. Sie ist in Teilen Japans ein ernstes Problem. Traditionelle Feste wie O-bon (hier in Tokiwadeira) bieten auch Gelegenheit für Kontakte.

B

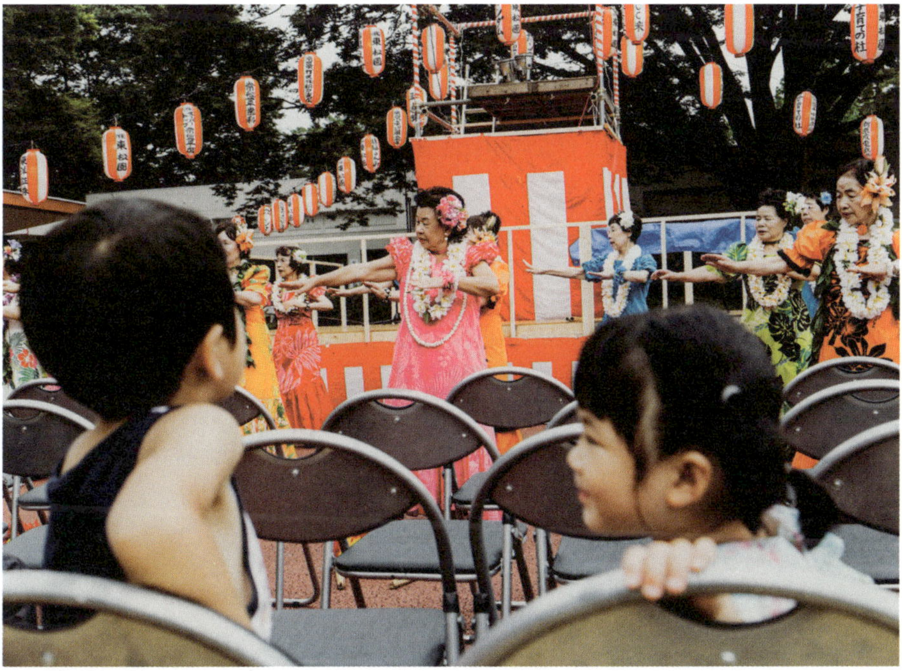

Wohin fließen also die Ausgaben? In fast allen Ländern machen Heil- und Rehabilitationskosten den Löwenanteil aus. Das liegt vor allem daran, dass dabei in zunehmendem Maß hochtechnisierte Interventionen zum Einsatz kommen. Das gilt für Kliniken ebenso wie für niedergelassene Ärzte und Notfallbehandlungen. Kommerzielle Anbieter, die ihre Produkte am Markt etablieren wollen, treiben die Kosten in die Höhe. In den USA ist der jährliche Anstieg der Gesundheitskosten etwa zur Hälfte auf neue Technologien zurückzuführen.

Teilweise beruht der Innovationsdruck auch auf den »Babyboomern«, der Nachkriegsgeneration des Westens, die in den 1960er-Jahren erwachsen wurde. Im Vergleich zu früheren Generationen waren sie wohlhabend, fit, aktiv, anspruchsvoll, gut informiert und hatten eine politische Meinung. Wenn die Medizin die letzte – belagerte – Enklave der Aufklärung ist, dann sind die Babyboomer ihre Fußsoldaten. Sie waren die erste Generation, für die viele medizinische Innovationen den Standard darstellten: Antibiotika, sichere Chirurgie, die Pille. Diese Menschen, jetzt 60, 70 oder 80 Jahre alt, sind noch immer optimistisch und anspruchsvoll. Sie fordern das Recht auf jede notwendige Gesundheitsfürsorge ein, denn ihr Leben ist so wertvoll wie jedes andere. Wenn ihre Rechte beschnitten werden, setzen sie sich in der Wahlkabine zur Wehr. Kein Wunder, dass sie von Politikern hofiert werden.

A Die Babyboomer werden alt, wollen aber ihre Gesundheit und Mobilität so lange wie möglich bewahren. Reisen, vor allem Kreuzfahrten, stehen hoch im Kurs. Die Gesundheitskosten sind in den letzten Lebensjahren besonders hoch, wenn verschiedene Beschwerden und die nötigen Behandlungen zusammenkommen. Alle wirtschaftlich entwickelten Länder stehen vor dem Problem, die Gesundheitskosten einer immer älter werdenden Bevölkerung zu finanzieren.

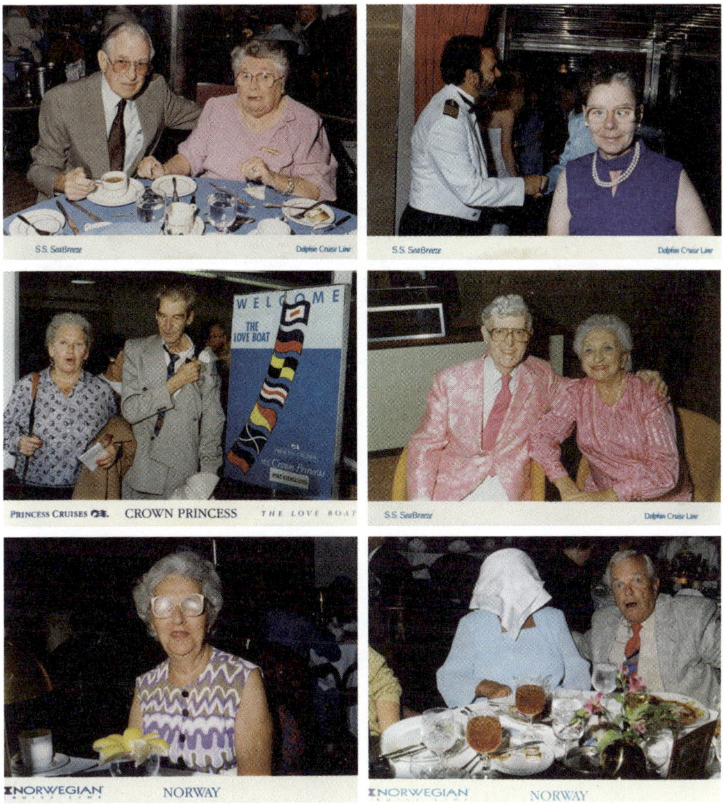

A

Die teure und oft kontraproduktive Übermedikalisierung des Alters gerät zunehmend in die Kritik. Der britische Arzt und Autor James Le Fanu hat erschreckende Berichte seiner Leser über die Auswirkungen von Polypharmazie veröffentlicht. Er spricht von alten Opfern der »Verordnungslawine«, weil die Nebenwirkungen des einen Medikaments mit einem anderen behandelt werden – oft mit verheerenden Folgen. Le Fanu zufolge wurden bei 44% der Krankenhauspatienten Medikamentenunverträglichkeiten festgestellt, und sie machen 10 % der Notaufnahmen aus.

Wirtschaftliche Not verschärft sich oft im Alter.

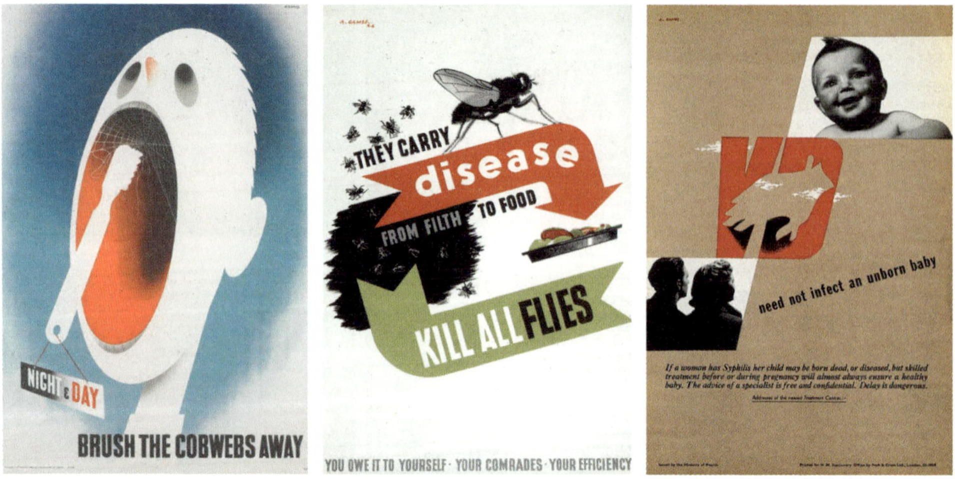

A

2016 wurden in Großbritannien mehr als 40 % der NHS-Kosten für Menschen über 65 aufgewandt. Ein 85-jähriger Mann kostet den NHS etwa $ 7 000 – siebenmal so viel wie ein Enddreißiger. Diese Schieflage wird sich verschärfen. Schreibt man die aktuelle Altersentwicklung fort, wird 2039 fast ein Viertel der britischen Bevölkerung älter als 65 sein und jeder zwölfte über 80. Studien zufolge fielen 2013 in den USA mehr als 36 % der lebenslangen Gesundheitskosten für Menschen über 65 an, hauptsächlich aufgrund von koronaren Herzerkrankungen, Diabetes und Bluthochdruck (dem gegenüber stehen die Regierungsausgaben für öffentliche Gesundheit im gleichen Jahr: etwa 77,9 Milliarden Dollar oder 2,8 % der Gesamt-Gesundheitsausgaben).

Der Anstieg der Gesundheitskosten zum Lebensende hin und unsere Begeisterung für medizinische Technologie bewirken allzu oft, dass die Ursprünge von Gesundheit und Wohlbefinden vernachlässigt werden. Liberaler Individualismus und ein Misstrauen dem Staat gegenüber erschweren es im Westen, ein kollektives Umdenken in Gang zu setzen. In Großbritannien fließen etwa 5% des Gesamt-Gesundheitsbudgets in öffentliche Maßnahmen, wie Gesundheitsförderung und Reduktion von Umweltgefahren, und dieser Wert nimmt ab. In den USA waren es 2014 nur 2,65%, ebenfalls mit sinkender Tendenz. Etwa die Hälfte der OECD-Länder hat in den letzten fünf Jahren ihre Ausgaben für öffentliche Gesundheit gesenkt.

Damit stehen wir vor einem Dilemma, das der Philosoph Daniel Callahan in seinem Buch *Taming the Beloved Beast* (2009) erörtert. Wenn jeder Mensch Anspruch auf bedarfsgerechte medizinische Versorgung hat, steigen die Gesundheitskosten zum Lebensende hin an. Die optimistische Vision eines langen, relativ gesunden Lebens mit einer kurzen Phase der Krankheit am Ende scheint nicht sonderlich plausibel. Wahrscheinlicher sind Mehrfach-Erkrankungen und Polypharmazie. Angesichts des Kostendrucks wird mehr Geld für die Versorgung in den letzten Jahren aufgewandt werden, mit einer starken Zunahme in den letzten Wochen und Monaten. Ist es aber sinnvoll, hier so viele Mittel einzusetzen, zumal der Kampf gegen Alter, Krankheit und Tod nicht zu gewinnen ist? Wie finden wir ein Gleichgewicht zwischen den Bedürfnissen alter Menschen und denen von Kindern, jungen oder mittelalten Erwachsenen? So provokant die Frage ist: Geht es vorwiegend um die Verlängerung der letzten Lebensjahre?

Liberaler Individualismus
Die politische Ansicht, dass sich der Staat möglichst wenig in die Selbstverwirklichung des Einzelnen einmischen soll. Die Interessen des Einzelnen werden höher bewertet als die Interessen der Gruppe oder des Staates.

A Diese Plakate stehen unter dem Motto »Vorbeugen ist besser als Heilen«. Seit viele Gesundheitsgefährdungen, die in jungen Jahren auftreten können, besiegt sind, steigt die Rate der Erkrankungen im Alter deutlich an.

B Chinesische Gesundheitsplakate aus den 1950er-Jahren. Heute sorgen politischer Individualismus und Skepsis gegenüber staatlicher Einmischung dafür, dass Regierungen weniger Einfluss auf die öffentliche Gesundheit nehmen.

B

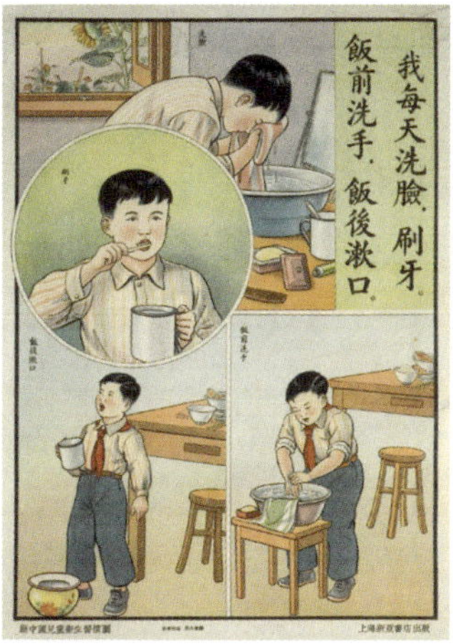

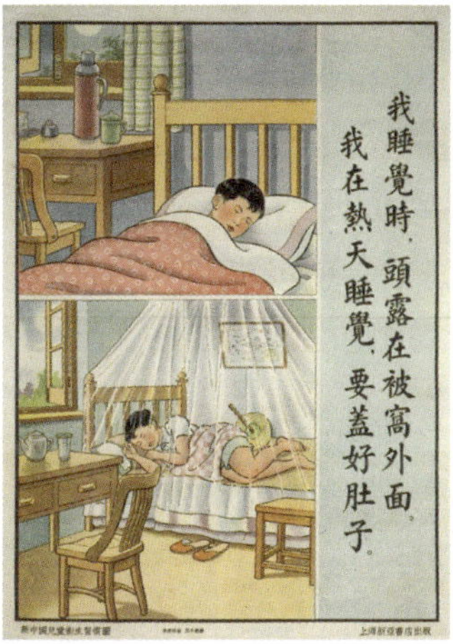

Jen Sinconis und ihr Mann waren wohlhabende Mittelschichts-Amerikaner. Sie erwarteten Zwillinge. In der 24. Woche setzten die Wehen ein. Jeder der beiden Jungen wog kaum mehr als ein Pfund. Die nächsten sechs Monate verbrachten sie auf der Neugeborenen-Intensivstation. Sie litten an verschiedenen typischen Problemen von extrem Frühgeborenen, darunter Zerebralparese, Hirnblutungen, Gelbsucht und Herzfehler. In der englischen Zeitung *The Guardian* berichtete die Familie, dass ein Bett auf der Station $ 10 000 pro Nacht kostete und viele notwendige Behandlungen von der Versicherung nicht übernommen wurden. Nach nur 18 Monaten war die Versicherungssumme von 2 Millionen Dollar ausgeschöpft, die Familie hatte $ 450 000 Schulden und musste Privatinsolvenz anmelden.

Das Beispiel USA sagt einiges über moderne Gesundheitsfürsorge und ihre wirtschaftlichen Probleme aus.

Wer genug Geld oder eine gute Versicherung hat, kann in den USA Gesundheitsleistungen erhalten, die zu den besten der Welt zählen. Führende Kliniken bieten auch für besondere Erkrankungen hervorragende Behandlungen an. Zahlungskräftige Patienten haben kurze Wartezeiten und eine große Auswahl an Therapien. In medizinische Forschung und modernste Technologie wird sehr viel Geld investiert.

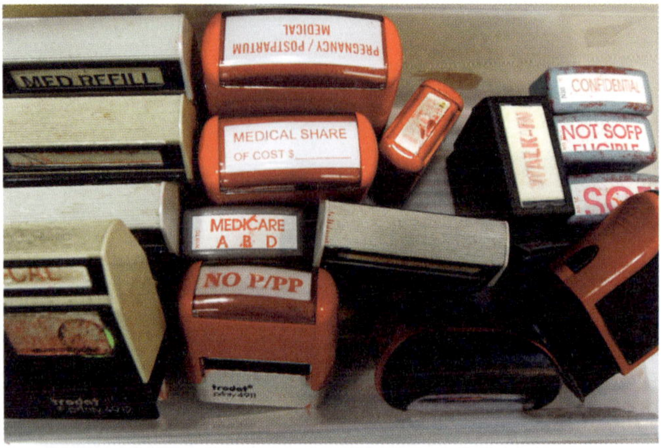

A

A Stempel, mit denen in Arztpraxen in den USA der Versicherungsstatus von Patienten und damit seine Zahlungskräftigkeit auf den Patientenunterlagen vermerkt wird.

B Fastfood gehört zur Kultur der USA und ist überall problemlos erhältlich, obwohl es ungesund ist. Etwa 30% der Amerikaner leiden an Übergewicht, das zahlreiche schwere Erkrankungen nach sich ziehen kann.

Säuglingssterblichkeit Die Anzahl der Todesfälle im ersten Lebensjahr im Verhältnis zur Anzahl der lebenden Säuglinge in derselben Population im gleichen Zeitraum. Meist werden die Todesfälle pro Jahr auf 1000 lebende Säuglinge angegeben.

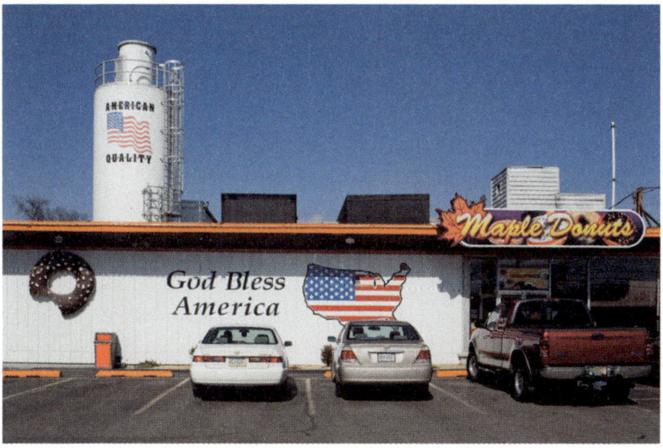

B

Es gibt auch eine Schattenseite. Obwohl die Gesundheitsausgaben fast doppelt so hoch sind wie der OECD-Durchschnitt, ist die Lebenserwartung in den USA eher gering. Bezogen auf die Gesamtbevölkerung ist das US-Gesundheitssystem mehr als ineffizient und in vieler Hinsicht schlechter als in anderen wohlhabenden Ländern. Ein Indikator ist die **Säuglingssterblichkeit**. Sie liegt bei etwa sieben Todesfällen auf 1000 Lebendgeburten, in Finnland dagegen bei zwei. Die Pro-Kopf-Ausgaben für Gesundheit sind in den USA etwa achtmal so hoch wie in Katar, die Lebenserwartung liegt jedoch nur um ein einziges Jahr höher.

Das Gesundheitssystem der USA zählt zu den ungerechtesten der westlichen Welt. Es gibt zunehmend Belege dafür, dass sich soziale Ungerechtigkeit auf die Gesundheit auswirkt. Sir Michael Marmot und andere haben ein solches soziales Gefälle nachgewiesen: Je höher Menschen auf der gesellschaftlichen Leiter stehen, desto besser ist in der Regel ihr Gesundheitszustand. In *The Spirit Level* (2009) stellen Kate Pickett und Richard Wilkinson sogar die These auf, dass die Ungerechtigkeit selbst krank machen kann.

In mancher Hinsicht sind die USA einer der ungesündesten Staaten der Welt. 2015 waren mehr als ein Drittel der Amerikaner über 15 Jahren und 31% der Kinder übergewichtig und damit Risikopatienten für schwere Folgeerkrankungen. Die Kosten, die dadurch in den USA entstehen, liegen zwischen 147 und 210 Milliarden Dollar jährlich.

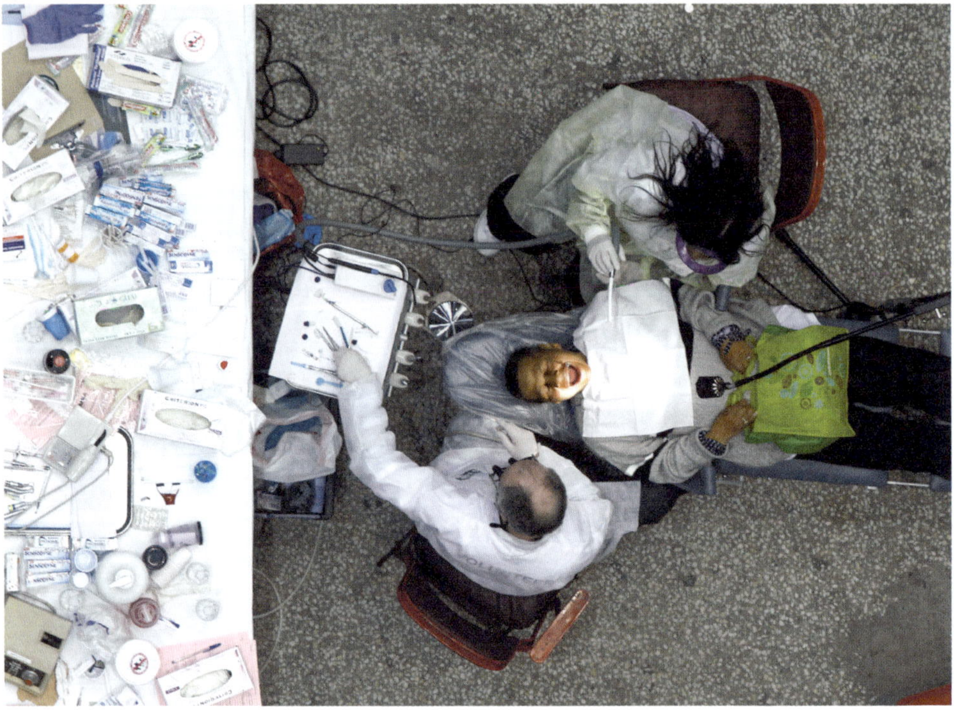

A

A/B Patienten bei der Zahnbehandlung in der Remote Area Medical Clinic in Los Angeles (2010). Die gemeinnützige Organisation bietet mit mobilen Kliniken kostenlose allgemein-, zahn- und augenärztliche Behandlungen an. Ein großes Problem des US-Gesundheitssystems ist, dass es nicht alle Bürger versorgt. Eine einzige schwere Erkrankung kann einen Betroffenen finanziell ruinieren. Viele Privatversicherungen haben Leistungshöchstgrenzen. Sind diese erreicht, muss der Patient die weitere Behandlung aus eigener Tasche zahlen. Das kann zu wirtschaftlicher Not und Obdachlosigkeit führen.

Ein großes Problem sind die limitierten Versicherungsleistungen. Anfang 2018 veröffentlichten die Medien die Geschichte von drei durchschnittlichen Arbeiterfamilien in den USA, den Buchanans aus Marion (North Carolina), den Owens aus Harahan (New Orleans) und den Bobbies aus Phoenix (Arizona). Alle drei Familien waren nicht arm, konnten sich aber die monatliche Versicherungsprämie von mehr als 1800 Dollar nicht mehr leisten. Mit der Kündigung gehen sie ein hohes Risiko ein. Eine einzige schwere Krankheit oder eine Frühchengeburt kann den finanziellen Ruin bedeuten. Diese Familien sind keine Einzelfälle.

Nach Angaben der Centers for Disease Control and Prevention (CDC) waren 2016 rund 28 Millionen Amerikaner unter 65 nicht krankenversichert. Das sind 10,4 % der Gesamtbevölkerung, oder etwa 5,1 % der Kinder unter 18 Jahren und 12,4 % der Erwachsenen zwischen 18 und 64.

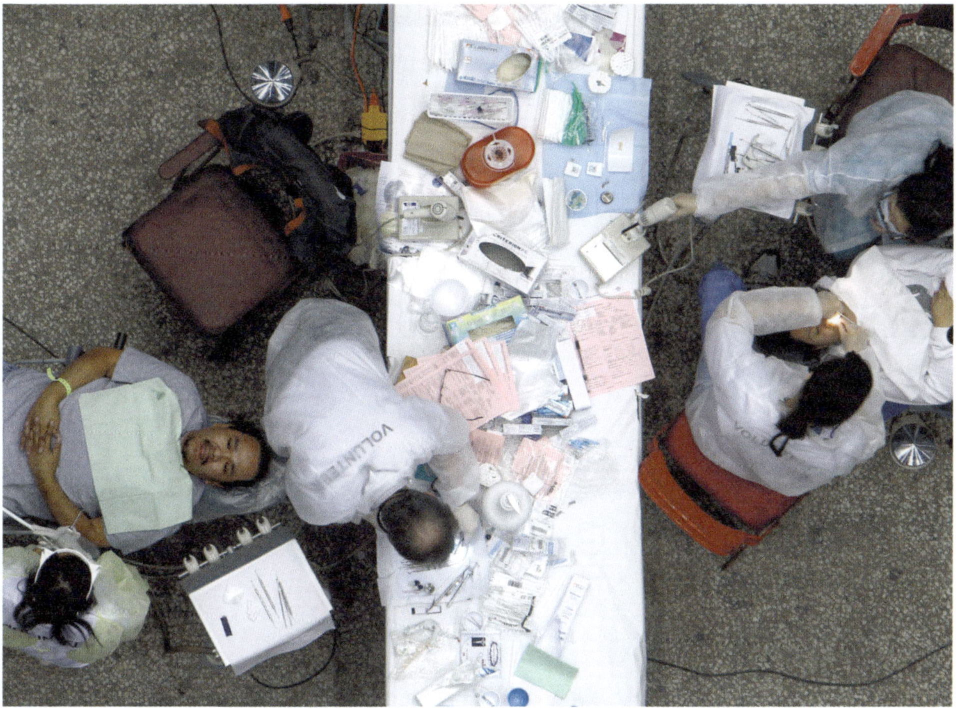

B

Ein weiterer Faktor betrifft die Herkunft. 2014 waren mehr als ein Drittel der hispanoamerikanischen Bürger zwischen 18 und 64 unversichert, aber nur 17,6 % der nicht-hispanoamerikanischen Weißen und 12,1 % der nicht-hispanoamerikanischen Asiaten. Auch das wirkt sich auf die Gesamtgesundheit aus. Der WHO zufolge liegt das Sterberisiko für Säuglinge afroamerikanischer Mütter 2–3-mal höher als bei Frauen anderer Ethnien. Die Suizidrate für Männer aller Altersgruppen und Ethnien liegt in den USA viermal höher als bei Frauen. Das Krebsrisiko ist mit einer Rate von 598,5 auf 100 000 für afroamerikanische Männer am höchsten.

Für unversicherte Familien wie die Owens, Bobbies und Buchanans, die gute Gesundheitsversorgung nicht privat bezahlen können, hat ein schwerer Krankheitsfall verheerende Folgen. Familien mit geringem Einkommen haben letztlich nur die Wahl zwischen dem finanziellen Ruin durch die hohen Behandlungskosten und der Arbeitslosigkeit aufgrund von Krankheit. So entsteht ein Teufelskreis aus Armut und schlechter Gesundheit, der sich über Generationen fortsetzen kann.

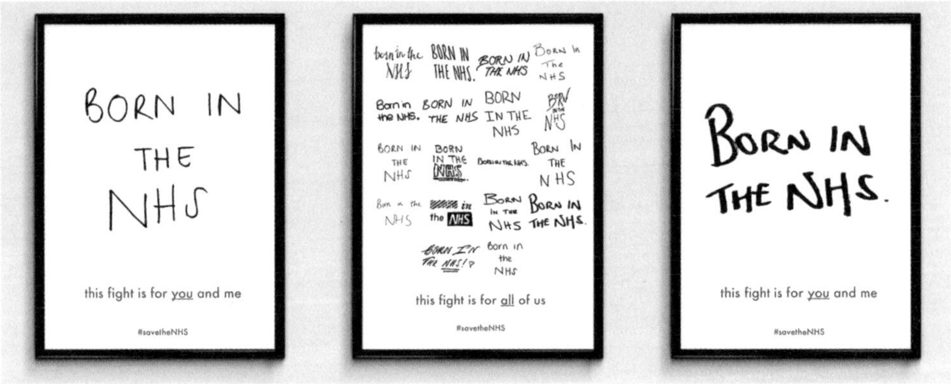

A

Hinzu kommt, dass den Amerikanern ihr Gesundheitssystem nicht gefällt. Umfragen bestätigen diese Unzufriedenheit regelmäßig. Die **Primärversorgung** ist schlecht, die wenigsten Amerikaner haben einen Hausarzt. Das System ist schlecht koordiniert, unbequem und risikoreich, denn der Anteil iatrogener Schäden liegt hoch. Ärzte werden für gute Behandlungsqualität nicht belohnt und Patienten beklagen sich regelmäßig, dass die Ärzte ihnen nicht zuhören.

Im Gegensatz dazu lässt sich der britische NHS nach Aussage des konservativen Politikers Nigel Lawson fast mit einer Religion vergleichen.

Die Stärke des NHS besteht darin, dass niemand Behandlungskosten aus eigener Tasche oder durch eine Versicherung aufbringen muss. Im Gegensatz zu vielen privaten Krankenversicherungen gibt es auch keine Ausschlusskriterien. Die Leistungen stehen allen Menschen mit Wohnsitz in Großbritannien zur Verfügung und sind, abgesehen von kleinen Ausnahmen wie einer Rezeptgebühr, kostenlos.

Im Sommer 2017 wurde Stephen Hawking (1942–2018) 75 Jahre alt. Der britische Physiker, Kosmologe und Autor litt seit seiner Kindheit an einer seltenen degenerativen Erkrankung des motorischen Nervensystems. In einem engagierten Artikel verteidigte er den NHS, ohne den er nicht überlebt hätte. Nur durch die Pflege, die er erhielt, habe er sein Leben nach eigenen Vorstellungen gestalten und Wesentliches zum Verständnis des Universums beitragen können.

Primärversorgung Die erste Anlaufstelle eines Patienten, z. B. der Hausarzt (Allgemeinmediziner), Apotheker, Zahn- oder Augenarzt. Zur weiteren Behandlung (Sekundärversorgung) kann der Patient an einen Spezialisten überwiesen werden.

B

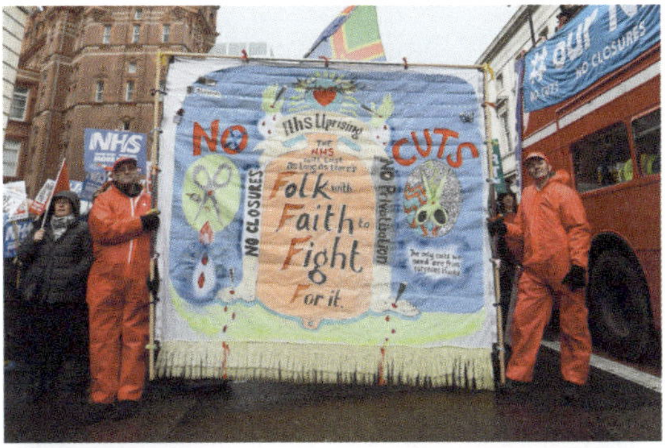

C

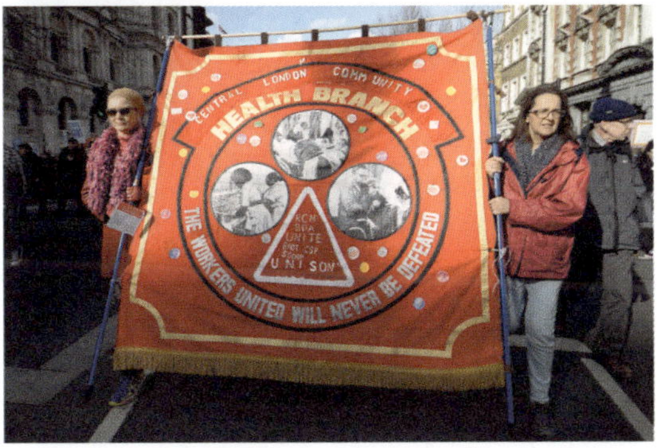

A Der britische NHS ist in Großbritannien allgemein beliebt. Er bietet flächendeckende kostenlose Gesundheitsversorgung und gilt als Paradebeispiel für soziale Gerechtigkeit. Diese Plakate wurden 2016 von Carys Norfor für das Projekt Save the NHS produziert.

B/C Steigende Gesundheitskosten und das Streben nach mehr Effizienz haben bewirkt, dass verschiedene britische Regierungen mit kommerziellen Modellen innerhalb des NHS experimentiert haben. Die Sorge um eine schleichende Privatisierung hat zu Kontroversen und organisiertem Protest geführt.

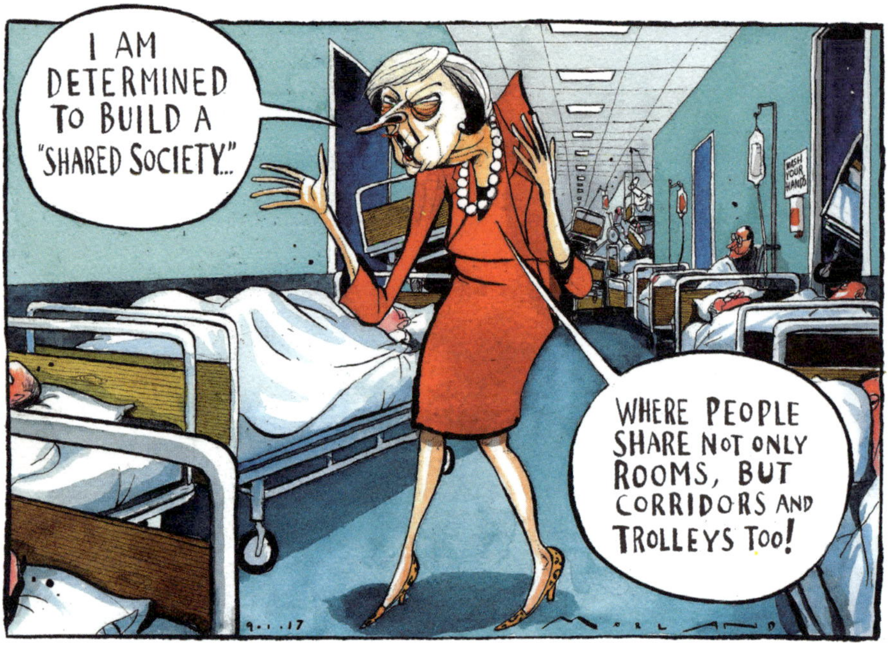

A

Verteilungsgerechtigkeit Die Gerechtigkeit der Verteilung sozialer Güter innerhalb einer bestimmten Gruppe. Es gibt verschiedene Theorien, die zu bestimmen versuchen, welche Art der Verteilung gerecht ist.

Moralisches Wagnis Umstände, unter denen Personen oder Institutionen unangemessen hohe Risiken eingehen, weil sie geschützt bzw. versichert sind oder weil eine andere Partei die Kosten trägt. Während der Finanzkrise 2007/8 war moralisches Wagnis im Spiel: Banken gingen hohe Risiken ein und vertrauten darauf, dass die Regierungen sie nicht fallen lassen würden.

Der NHS ist ein Musterbeispiel für **Verteilungsgerechtigkeit**. Krankheit kann wie bei Hawkins schicksalhaft, genetisch oder durch unglückliche Umstände bedingt sein. Weil das Krankheitsrisiko für sozial schlechter gestellte Menschen höher ist, strebt der NHS an, diese gut zu versorgen. Krankheit bedeutet in England nicht den finanziellen Ruin. Anders als in den USA ist die Versorgung fair *und* effizient (etwa die Hälfte aller Privatinsolvenzen in den USA werden durch Krankheitskosten verursacht). 2015 gab Großbritannien knapp 10 % seines BIP für die Gesundheitsversorgung aus, während es trotz einer schlechteren Versorgung in den USA 18 % waren.

Obwohl die Stärken des NHS weltweit gelobt werden, hat auch er Probleme. Und sie liegen in der modernen Medizin begründet.

In Großbritannien gibt es endlose politische Debatten über die Finanzierung des NHS, denn die verfügbaren Leistungen können mit dem ständigen Anstieg von Bedarf und Kosten nicht Schritt halten. Weil die Gesundheitsversorgung aber weiterhin jedem Bürger kostenlos zur Verfügung stehen soll, kommt es zu immer längeren Wartezeiten. Die Frustration der Patienten wächst und das Gesundheitssystem gerät durch nötige Einsparungen unter Druck. Da das Gesundheitssystem von nur einer Institution getragen wird, haben die Leistungsempfänger wenig Auswahl und der Innovationsdruck ist gering. Weil die Versorgung kostenlos ist, wird ihr Wert nicht immer geschätzt und es besteht ein gewisses **moralisches Wagnis**: Wenn wir für die Leistungen nicht zahlen müssen, besteht wenig Anreiz, eigenverantwortlich für die Gesundheit zu sorgen.

B

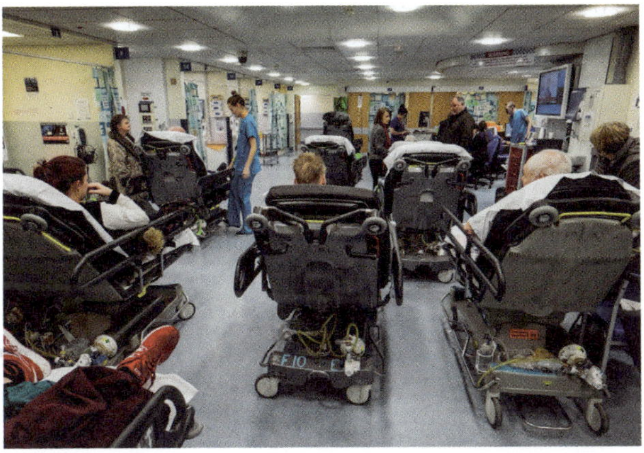

A Die Karikatur von Morten Mørland nimmt die britische Premierministerin Theresa May und ihre Versuche, die Finanzkrise der NHS einzudämmen, aufs Korn.

B Wegen des finanziellen Drucks auf den NHS gibt es kaum freie Kapazitäten. Selbst bei einem vorhersehbaren Anstieg des Versorgungsbedarfs, etwa während der Erkältungssaison, sind medizinische Einrichtungen überfordert und es kommt zu langen Wartezeiten.

Jenseits der westlichen Welt sind die wirtschaftlichen Probleme ganz anders gelagert.

Ein Beispiel ist die Schistosomiasis. Die Infektionskrankheit wird durch Würmer verursacht, die in den Tropen und Subtropen im Süßwasser leben. Sie dringen durch die Haut in den Körper ein, gelangen in die Blutbahn und legen in Darm und Blase Eier ab. Frühsymptome sind Fieber, Muskelschmerzen und Durchfall, langfristig kann es zum Tod durch Lebererkrankungen und Blasenkrebs kommen. Die Krankheit lässt sich mit dem Medikament Praziquantel leicht und preiswert behandeln (eine Behandlung kostet 20–30 Cent). Trotzdem leiden über 2 Millionen Menschen, hauptsächlich in Afrika, an der Krankheit.

Die globale Verteilung von Gesundheit und Krankheit zeigt deutlich, dass das weltweite Gesundheitswesen und der Medizinbetrieb versagen.

Die Ursachen sind komplex, aber die Statistiken sind erschreckend. Neuen Erhebungen der WHO zufolge liegt die weltweite durchschnittliche Lebenserwartung von Menschen, die 2015 geboren wurden, bei 71,4 Jahren. In Sierra Leone liegt sie bei 51, in Malawi bei 47 und in Japan bei 83. Im Tschad stirbt jedes fünfte Kind vor seinem fünften Geburtstag.

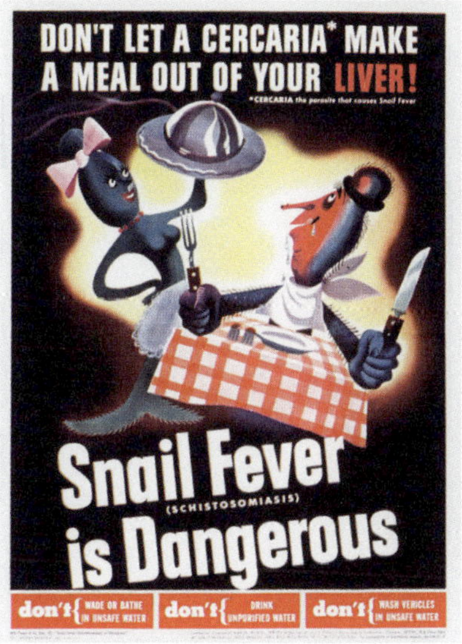

A

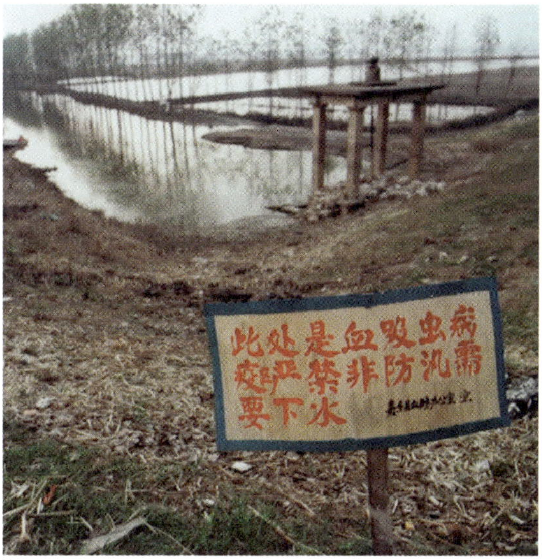

B

A/B Die hohe Zahl vermeidbarer Infektionen wie Schistosomiasis, die durch Parasiten im Wasser verursacht werden – hier ein Plakat und ein Warnschild in China – zeigt, wie es um die globale Verteilung von Krankheit und Gesundheit steht. Das ist ein Beispiel für Marktversagen. Obwohl der Bedarf hoch ist, sind Forschung und Entwicklung in armen Ländern wirtschaftlich unattraktiv.

In Finnland sind es 2,3 von 1000 Kindern. In Afghanistan, Somalia und im Tschad stirbt jede hundertste Frau bei der Entbindung. In Finnland wurde 2011 kein einziger Todesfall dokumentiert.

Neben nüchternen Statistiken gibt es andere Faktoren. Schätzungen der WHO zufolge leidet weltweit etwa eine Milliarde Menschen an Unterernährung – und folglich an schlechter Gesundheit. Weil es kein öffentlich finanziertes Gesundheitssystem gibt, müssen viele der Ärmsten die Kosten selbst tragen. Allein durch Krankheitskosten rutschen jährlich weltweit etwa 100 Millionen Menschen unter die Armutsgrenze. Hinzu kommt, dass Armut und Krankheit sich gegenseitig bedingen. Armut ist ein Risikofaktor für Krankheit und Krankheit ist ein Hauptgrund für Verarmung. In Ländern, in denen der Bedarf sehr hoch ist, gibt es die wenigsten qualifizierten Ärzte. In Myanmar und Niger kommen rund 40 Ärzte auf je 100 000 Menschen, in der Schweiz sind es rund 400.

Die globale Ungleichverteilung ist ein Beispiel für Marktversagen. Den ärmsten Ländern bleibt die notwendige Versorgung versagt, weil sie sie nicht bezahlen können und weil sie als Markt so unbedeutend sind, dass Forschung und Innovation sich nicht lohnt.

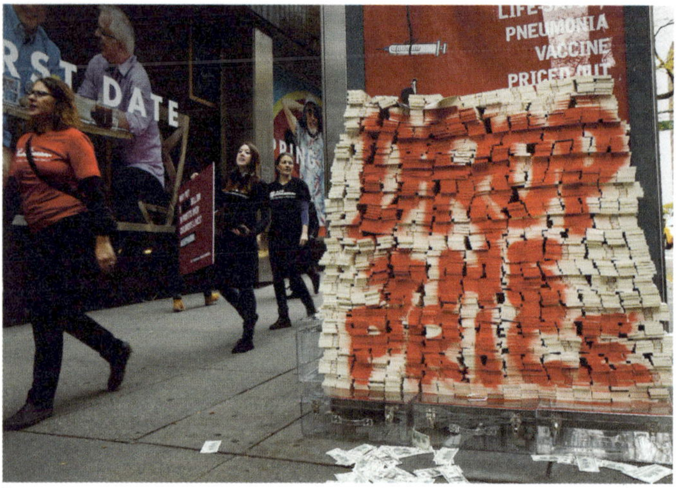
A

A Die Bekämpfung schwerer Tropenkrankheiten kostet oft nur 50 Cent pro Dosis. Hier lädt die Organisation Ärzte ohne Grenzen 17 Millionen Dollar in falschen Banknoten vor dem Hauptsitz des Pharmaunternehmens Pfizer ab, um gegen teure Impfstoffe zu protestieren.

B Weil Medikamente viel Profit abwerfen und Produktion und Verteilung weltweit schlecht kontrolliert werden, kommen immer wieder Fälschungen auf den Markt, deren Verwendung riskant ist. Hier werden gefälschte Medikamente vernichtet.

Ein Beispiel sind **vernachlässigte Tropenkrankheiten** wie Schistosomiasis. In den entwickelten Ländern sind sie nahezu ausgerottet, dennoch erkranken laut Schätzungen der WHO jährlich eine Milliarde Menschen an ihnen. Durch die Krankheiten und daraus resultierende Behinderungen geraten die Ärmsten der Welt in einen Teufelskreis aus Krankheit und Armut. Dadurch entstehen den armen Ländern Kosten in Milliardenhöhe, obwohl Medikamente zur Bekämpfung solcher Krankheiten manchmal nur 50 Cent pro Person und Jahr kosten.

Für die Vernachlässigung gibt es verschiedene Gründe. Weil diese Krankheiten in der westlichen Welt kaum vorkommen, werden sie in diesen Ländern, die am ehesten etwas ändern könnten, ignoriert. Durch weltweit vorkommende tödliche Krankheiten wie HIV/AIDS, Tuberkulose und Malaria sind sie auf der Prioritätenliste nach unten gerutscht. Es gibt keinen Markt, also für die Pharmaunternehmen keinen Anreiz, in Forschung und Entwicklung zu investieren. Zwischen 1975 und 1999 wurden 1400 Medikamente registriert, davon weniger als 1 % gegen Tropenkrankheiten. Nach Angaben der **Drugs for Neglected Diseases Initiative** machen vernachlässigte Krankheiten 11 % der weltweiten Erkrankungen aus, aber von den zwischen 2000 und 2011 zugelassenen neuen Medikamenten waren nur 4 % gegen diese Krankheiten gerichtet. Schätzungen zufolge investiert die Pharmaindustrie 90 % ihres Budgets in nur 10 % der Krankheiten. Wichtig ist vor allem, mit der Konkurrenz Schritt zu halten. Forschung zu unbehandelten Krankheiten gilt als teuer und kommerziell riskant.

Die wirtschaftlichen Probleme der Medizin sind komplex und tief greifend, aber sie sind ebenso sehr Ursache wie Wirkung. Sie basieren auf überkommenen Ideen, die teilweise von der Medizin befördert werden und die Kosten in die Höhe treiben. Die Vorstellung, dass alle Krankheiten überwunden, das Alter umgangen und der Tod besiegt werden kann, ist schlichtweg falsch. Stattdessen müssen wir akzeptieren, dass Gesundheit zwar wichtig, aber endlich ist.

Die Prozesse, die wir mit unseren Erwartungen ausgelöst haben, könnten uns überrollen.

Vernachlässigte Tropenkrankheiten Verschiedene Krankheiten, die meist von Parasiten oder Bakterien verursacht werden und hauptsächlich in den etwa 150 ärmsten Ländern Asiens, Afrikas und Südamerikas vorkommen, z. B. Chagas-Krankheit, Hakenwürmer, afrikanische Schlafkrankheit, Leishmaniasis und Lepra.

Drugs for Neglected Diseases Initiative Eine gemeinnützige Forschungsorganisation, die neue Behandlungen für vernachlässigte Krankheiten entwickelt. Sie stellt die Patientenbedürfnisse über den Profit und strebt so an, das Marktversagen zu überwinden.

B

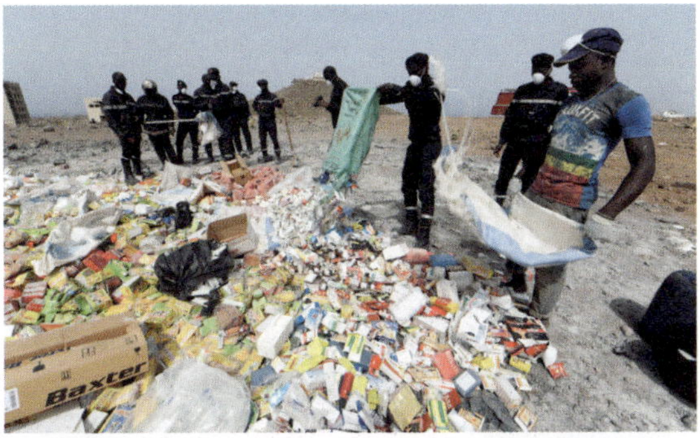

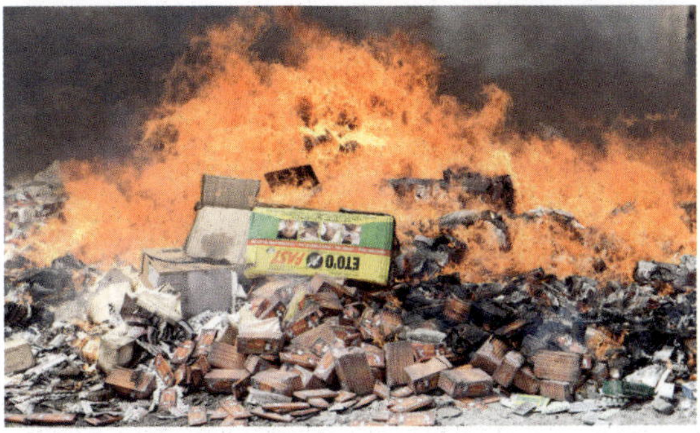

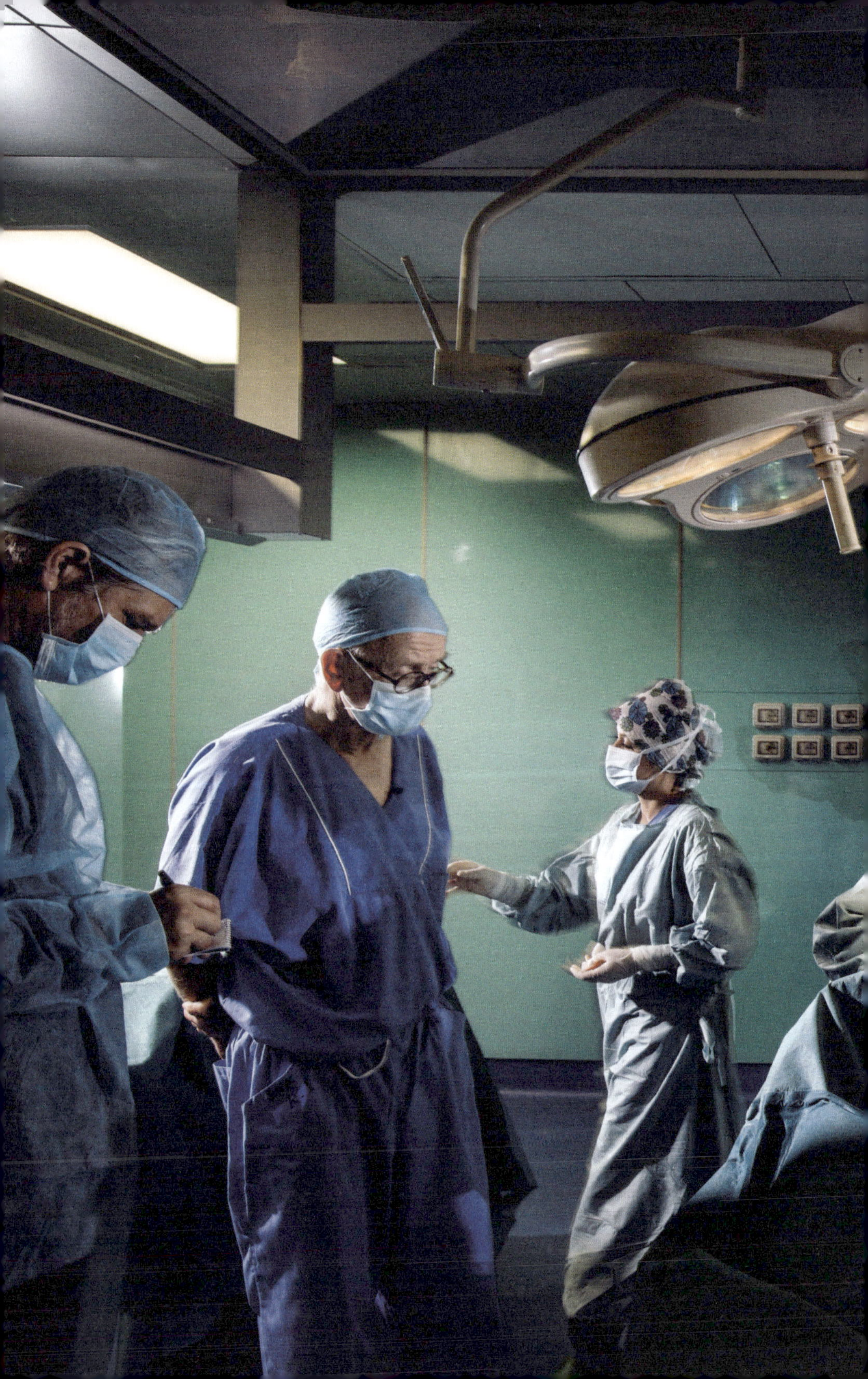

Schlussfolgerungen

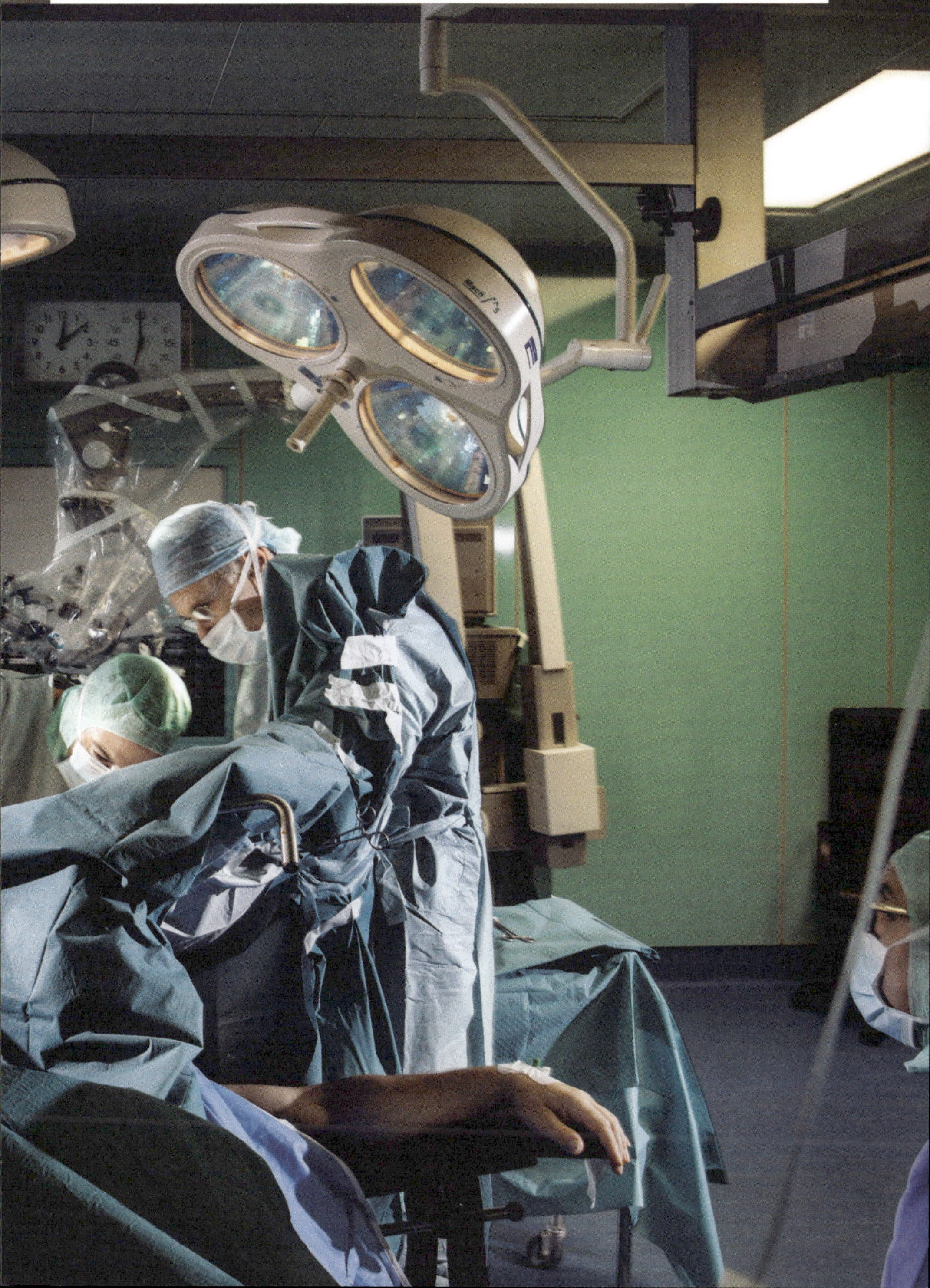

Die moderne Medizin kann Beachtliches leisten.

Menschen, für die eine gute medizinische Versorgung selbstverständlich ist, können sich ein Leben ohne sie nicht vorstellen. Über Jahrtausende gab es kaum wirksame Therapien. Heute haben wir Anästhetika, Antidepressiva und hochwirksame Schmerzmittel. Für die Chirurgie, einst kaum mehr als hoffnungsvolle Fleischerei, sind Hüftgelenksprothesen Routine und Blinddarmoperationen Belanglosigkeiten. Herz- und Lungentransplantationen, Gehirnchirurgie und Roboter gehören zum Alltag. Auch die Wissenschaft bringt immer neue Wunder hervor. Gentherapien sind im Kommen, regenerative Therapien schreiten voran. Harnblasen und Luftröhren aus dem Labor retten Leben. Eine Geburt ist kaum noch mit Risiken verbunden und Hospizpflege erleichtert alten Menschen den Abschied.

Dennoch bleibt der Eindruck, dass die Medizin in die falsche Richtung steuert.

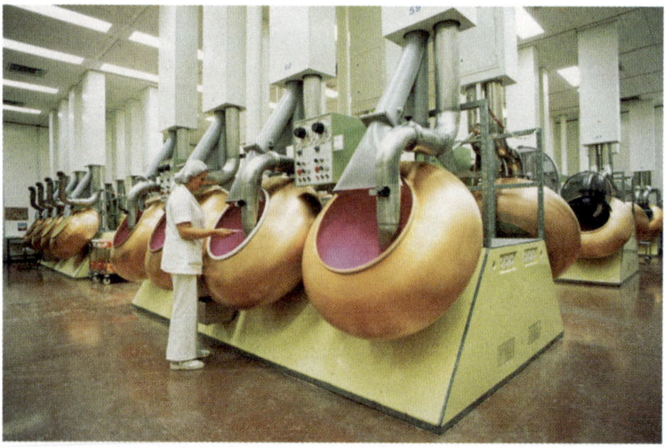

A

A Wir nehmen zwar immer mehr Medikamente ein, aber viele Krankheiten sind letztlich Folge von Lebensgewohnheiten. Das Foto zeigt die Produktion eines Pharmaunternehmens.

B In manchen Altenpflegeschulen werden medizinische Übungspuppen eingesetzt. Gerade der demografische Wandel stellt die Medizin vor beträchtliche wirtschaftliche Probleme.

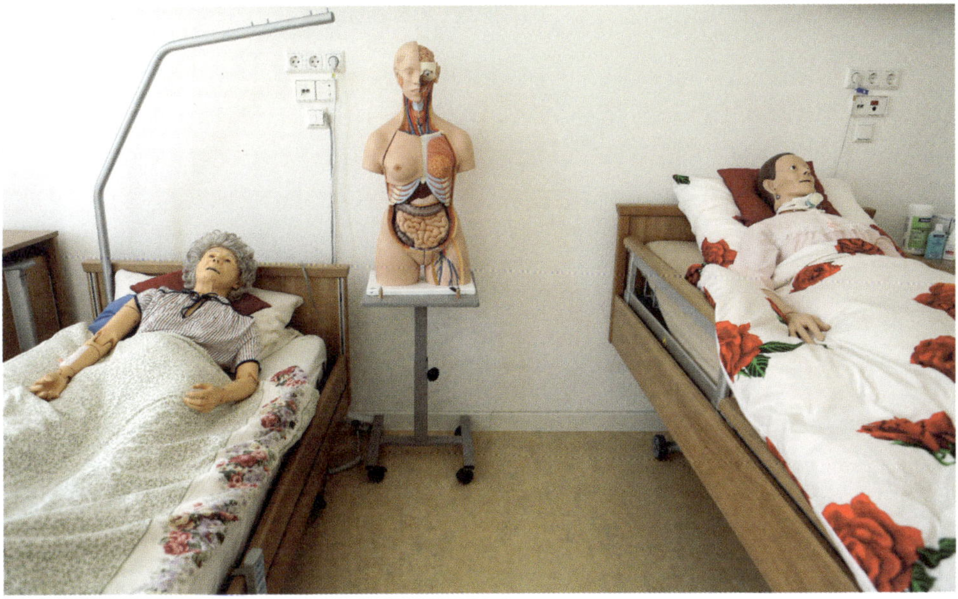

B

Das hat teilweise mit den ungewollten Konsequenzen des Erfolgs zu tun. Durch die höhere Lebenserwartung ist der Bedarf nach Medizin nicht gesunken, er hat sich nur verlagert. Altersbedingte, oft nicht heilbare Krankheiten nehmen zu. Hinzu kommt, dass die Hightech-Medizin in vielen Fällen machtlos ist, nämlich immer dann, wenn Patienten vor allem Rat, Zuspruch oder Fürsorge benötigen.

Jahrtausendelang konnte die Medizin nicht viel ausrichten. Erst in der ersten Hälfte des 20. Jahrhunderts gab es spektakuläre Fortschritte. Viele wirkungsvolle Medikamente wurden entwickelt, Diagnoseverfahren und Operationstechniken verfeinert. Die verbesserte Volksgesundheit des vorigen Jahrhunderts schuf die Grundlage dafür, dass die Lebenserwartung im Westen stark ansteigen konnte. Aber trotz der beeindruckenden Technologie wird der gesundheitliche Nutzen für die Allgemeinheit immer geringer und die Kosten steigen ins Unermessliche.

Die Medikalisierung bewirkt, dass wir auch bei harmlosen Unpässlichkeiten schnelle Hilfe bei der Medizin suchen. Das Zuständigkeitsgebiet der Medizin wächst ständig und umfasst heute auch ADHS, Alkoholismus, Unfruchtbarkeit, Übergewicht und sogar den Tod.

Auch kommerzielle Faktoren sind beteiligt. Medizin ist ein weltweites, ungemein lukratives Geschäft. Mächtige Unternehmen beeinflussen, woran geforscht wird. Um ihre Märkte zu erweitern, treiben sie die Medikalisierung voran und verkaufen normale Befindlichkeiten als Krankheiten, die eine teure medizinische Behandlung erfordern. Interessenkonflikte nehmen zu.

Leider hat die Faszination der Hightech-Medizin und die Suche nach dem ultimativen Zaubermittel dazu geführt, dass die einfache Gesundheit oft vernachlässigt wird. Wir alle wissen, dass Vorbeugung besser als Heilung ist und dass jedes

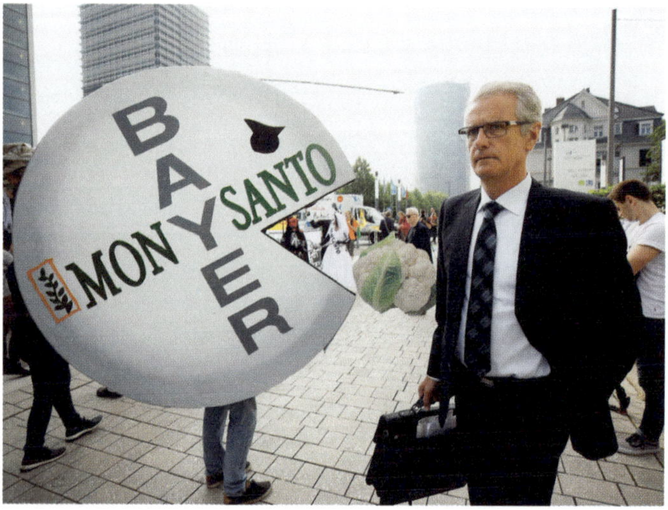

A

A Die medizinische Forschung sollte eigentlich objektiv und wissenschaftlich neutral sein. Sie ist aber Interessenkonflikten unterworfen, wenn mächtige Wirtschaftsunternehmen wie Bayer und Monsanto die Forschung finanzieren.

B Die kosmetische Chirurgie hat selten therapeutische Gründe, ist aber ausgesprochen lukrativ. Das Foto zeigt eine Software für plastische Chirurgie, vorgestellt auf einem Ärztekongress in Paris (2018).

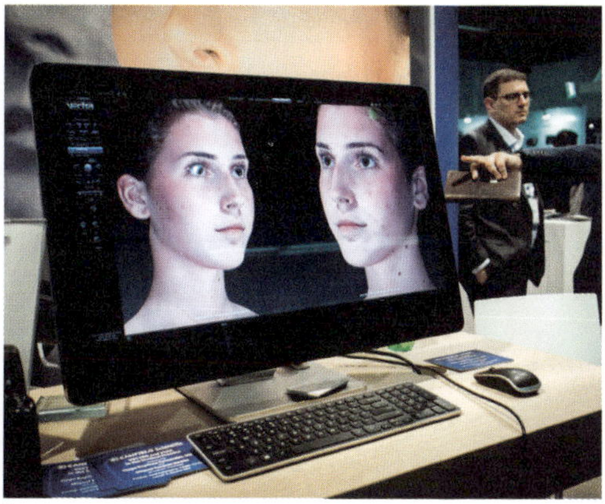

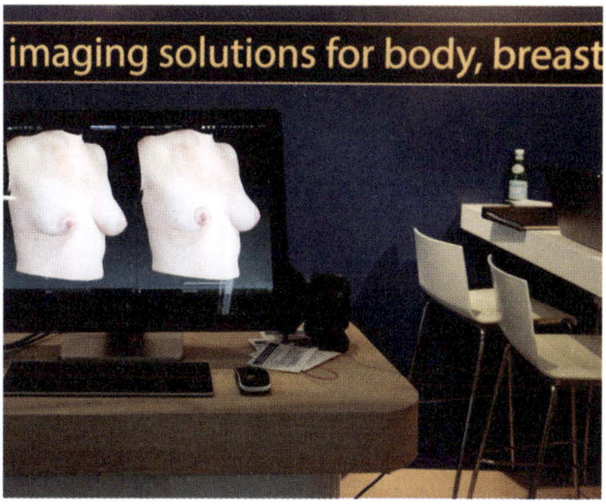

B

Medikament Nebenwirkungen hat. Insofern sollten wir unserem Körper die Chance geben, seine Selbstheilungskräfte zu mobilisieren. Stattdessen greifen wir aber lieber zu teuren Präparaten. Und selbst die Vorbeugung wird medikalisiert: Immer mehr Geld wird für die Behandlung beschwerdefreier Menschen ausgegeben, um künftige Probleme zu vermeiden. Die eigenverantwortliche, nichtmedizinische Vorbeugung ist weder glamourös noch wirft sie große Profite ab. Wir setzen auf das falsche Pferd.

Betrachtet man statt der Wirtschaftsmächte die ganze Welt, sieht die Situation erschreckend aus. In die Malariaforschung wurden 2010 weltweit etwa 547 Millionen Dollar investiert, in die AIDS-Forschung rund 1 Milliarde. Die jährlichen Ausgaben für Haartransplantationen liegen bei 2 Milliarden Dollar. Das ist nicht die Schuld der Mediziner. Daran zeigt sich aber, dass die Wirtschaftskraft ungleich verteilt ist und die Kundenwünsche unstillbar sind. Und es zeigt, dass wir die Prioritäten überdenken müssen. Die nationalen und globalen Gesundheitssysteme sind erheblich ins Wanken geraten.

Ein Wandel der Gesundheitssysteme ist ausgesprochen schwierig, aber dringend notwendig.

Wir müssen uns vom Glamour des Medizinbetriebs lösen und wieder selbst Verantwortung dafür übernehmen, dass wir gesund bleiben. So banal es klingt: Das heißt auch, Gemüse zu essen und uns zu bewegen. Die gesellschaftlichen Strömungen, die uns das erschweren, lassen sich nur auf politischem Wege verändern. Das ist schwierig, aber ebenso nötig.

Wir müssen unsere Erwartungen korrigieren.

Menschen werden krank und sterben. Diese Tatsache wird in der modernen Welt oft verschleiert, aber wir müssen ihr ins Auge sehen. Solange wir unsere Vergänglichkeit verleugnen, werden wir immer teurere Gesundheitsfürsorge fordern, bei immer geringerem Gewinn für die Gesundheit. Und wenn das Unvermeidliche eintritt, werden wir weiter auf die Welt und die Ärzte schimpfen. Besonders wichtig ist aber, die Kosten des Gesundheitswesens auf demokratische Weise einzudämmen. Nicht jede Intervention, die wir brauchen oder uns nur wünschen, kann zur Verfügung stehen. Demografischer Wandel, steigende Gesundheitserwartungen, Begleiterkrankungen, Wohlstandskrankheiten, Medikalisierung und der Innovationswahn profitorientierter Unternehmen bilden ein explosives Gemisch, das uns in den Bankrott führen kann.

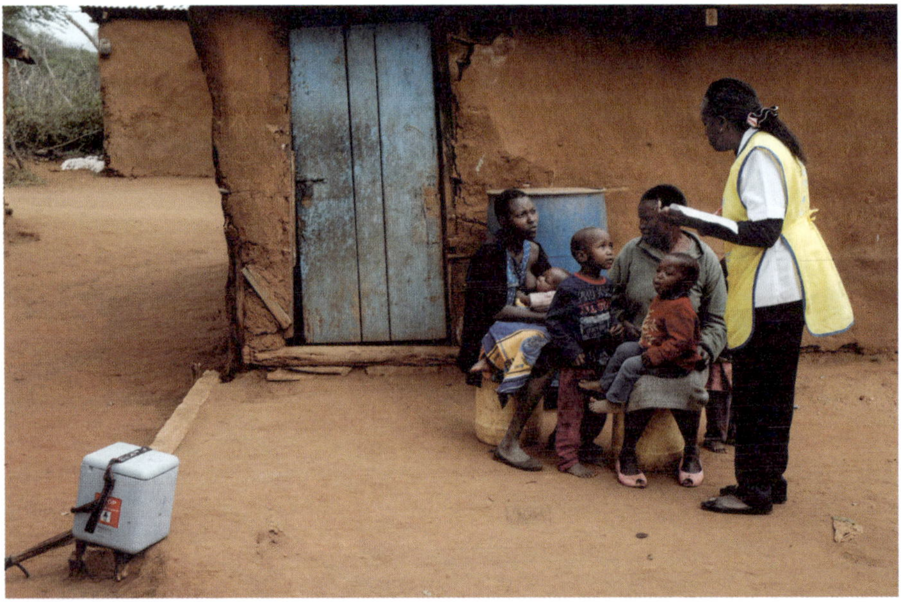

A

A Nach einer Polio-Impfaktion spricht eine Krankenschwester mit Müttern. In ressourcenarmen Ländern lassen sich schon mit geringem Einsatz enorme Erfolge erzielen.

B Für menschliche Zuwendung gibt es keinen Ersatz und sie lässt sich nicht durch Technologie ersetzen. Hier hilft ein Häftling in der California Medical Facility einem Mitinsassen, der an Krebs erkrankt ist.

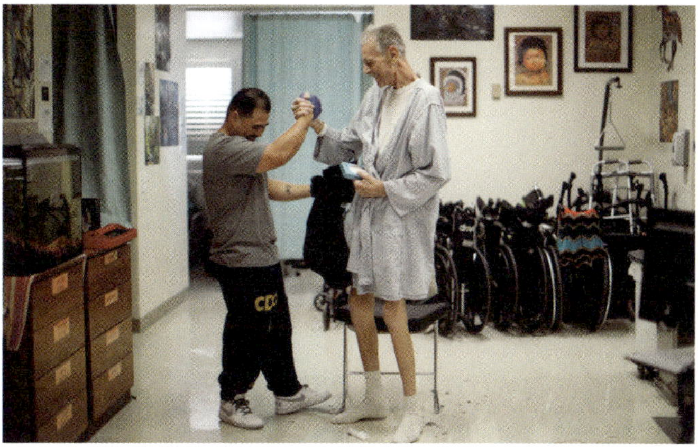

B

Wir müssen die Medizin als das sehen, was sie ist: ein herausragendes Werkzeug.

Die Gerechtigkeit verlangt, dass Gesundheitsleistungen gleichmäßiger verteilt werden. Gerade die weltweite Verteilung ist skandalös. Aber auch dadurch werden nicht alle Leiden beseitigt werden. Die Medizin befindet sich auf einem Kurs, der gefährlich werden kann. Es ist an der Zeit, dass wir unsere Gesundheit selbst in die Hand nehmen.

Letztlich müssen wir lernen, die Medizin anders zu verstehen.

Statt immer mehr Technologie brauchen wir eine menschenbezogene, relativ technikarme Medizin, wie sie der traditionelle Hausarzt verkörpert. Angesichts der Vielzahl von Krankheiten helfen uns Spezialisierung und die erbitterte Suche nach einem Heilmittel oft nicht weiter. Wir brauchen einfühlsame Pflege und müssen lernen, unsere Endlichkeit zu akzeptieren. Die Vorstellung, dass wir Krankheiten und sogar den Tod besiegen können, ist eine allzu menschliche Fantasie – aber eben nur eine Fantasie.

Weiterführende Literatur

Klassiker

Antike Heilkunst: Ausgewählte Texte aus den medizinischen Schriften der Griechen und Römer
(Ditzingen: Reclam, 1994)

Harvey, William, *The Circulation of the Blood and Other Writings*
(London: Everyman, 1993)

Hippokrates, *Ausgewählte Schriften*
(Ditzingen: Reclam, 1994)

Vesalius, Andreas, *Ein kurzer Auszug der beschreibung aller glider menschlichen Leybs*
(Leipzig: Reprint-Verlag, 1995)

Allgemeine Titel

Gawande, Atul, *Sterblich sein: Was am Ende wirklich zählt*
(Frankfurt: Fischer, 2017)

Gawande, Atul, *Die Schere im Bauch: Mysterien der Medizin*
(München: btb-Verlag, 2010)

Glied, Sherry (Ed), *The Oxford Handbook of Health Economics*
(Oxford: Oxford University Press, 2011)

Goldacre, Ben, *Die Pharma-Lüge: Wie Arzneimittelkonzerne Ärzte irreführen und Patienten schädigen*
(Köln: Kiepenheuer & Witsch, 2013)

Goldacre, Ben, *Die Wissenschaftslüge: Wie uns Pseudowissenschaftler das Leben schwer machen*
(Frankfurt: Fischer, 2010)

Goldacre, Ben, *I Think You'll Find It's a Bit More Complicated Than That*
(London: HarperCollins, 2014)

Healy, David, *Let Them Eat Prozac*
(New York: New York University Press, 2004)

Healy, David, *Pharmageddon*
(Berkeley: University of California Press, 2012)

Hitchens, Christopher, *Endlich: Mein Sterben*
(München: Pantheon, 2013)

Horton, Richard, *Second Opinion: Doctors, Diseases and Decisions in Modern Medicine*
(London: Granta, 2003)

Le Fanu, James, *The Rise and Fall of Modern Medicine*
(London: Little, Brown, 1999)

Le Fanu, James, *Too Many Pills*
(London: Little, Brown, 2018)

Malhotra, Aseem, *A Bitter Pill: A Doctor's Insight into Medical Corruption*
(London: Bloomsbury, 2019)

Meier, Barry, *Pain Killer: An Empire of Deceit and the Origin of America's Opioid Epidemic*
(New York: Random House, 2018)

Mitford, Jessica, *Der Tod als Geschäft*
(Berlin: Ullstein, 1966)

Moynihan, Ray, *Selling Sickness: How Drug Companies Are Turning Us All into Patients*
(Crow's Nest: Allen & Unwin, 2005)

Pickett, Kate, *Gleichheit: Warum gerechte Gesellschaften für alle besser sind*
(Berlin: Haffmanns & Tolkemitt, 2016)

Schwarz, Alan, *ADHD Nation: Children, Doctors, Big Pharma, and the Making of an American Epidemic*
(New York: Scribner, 2016)

Styron, William, *Sturz in die Nacht: Die Geschichte einer Depression*
(Berlin: Ullstein, 2010)

Geschichte der Medizin

Bynum, William, *Geschichte der Medizin* (Ditzingen: Reclam, 2010)

Hollingham, R., *Blood and Guts: A History of Surgery* (London: Random House, 2008)

Longrigg, James, *Greek Medicine from the Homeric to the Heroic Age: A Sourcebook* (New York: Routledge, 1998)

Porter, Roy, *Geschröpft und zur Ader gelassen: Eine kurze Kulturgeschichte der Medizin* (Zürich: Dörlemann, 2004)

Porter, Roy, *Wahnsinn: Eine kleine Kulturgeschichte* (Zürich: Dörlemann, 2005)

Porter, Roy (Ed), *The Cambridge History of Medicine* (Cambridge: Cambridge University Press, 2006)

Porter, Roy, *Die Kunst des Heilens. Eine medizinische Geschichte der Menschheit von der Antike bis heute* (Berlin: Spektrum, 2003)

Volksgesundheit

Berridge, Virginia, *Public Health: A Very Short Introduction* (Oxford: Oxford University Press, 2016)

Marmot, Michael, *Soziale Ungleichheit und Gesundheit: Erklärungsansätze und gesundheitspolitische Folgen* (Bern: Huber, 2008)

Spinney, Laura, *1918 – Die Welt im Fieber: Wie die Spanische Grippe die Gesellschaft veränderte* (München: Hanser, 2018)

Soziologie der Medizin

Blaxter, Mildred, *Health* (Cambridge: Polity, 2010)

Callahan, Daniel, *Taming the Beloved Beast: How Medical Technology Costs Are Destroying our Health Care System* (Princeton: Princeton University Press, 2009)

Conrad, Peter, *The Medicalization of Society* (Baltimore: The Johns Hopkins University Press, 2007)

Foucault, Michel, *Die Geburt der Klinik: Eine Archäologie des ärztlichen Blicks* (Frankfurt: Fischer 1988

Illich, Ivan, *Die Nemesis der Medizin: Die Kritik der Medikalisierung des Lebens* (München: C.H. Beck, 2007)

Nettleton, Sarah, *The Sociology of Health and Illness* (Cambridge: Polity, 2013)

Szasz, Thomas, *Geisteskrankheit - ein moderner Mythos: Grundlagen einer Theorie des persönlichen Verhaltens* (Heidelberg: Carl-Auer Verlag, 2013)

Szasz, Thomas, *Grausames Mitleid: Über die Aussonderung unerwünschter Menschen* (Frankfurt: Fischer, 2016)

Szasz, Thomas, *Die Fabrikation des Wahnsinns: Gegen Macht und Allmacht der Psychiatrie* (Frankfurt: Fischer, 1976)

Thomas, Carol, *Sociologies of Disability and Illness* (Basingstoke: Palgrave, 2007)

Bildnachweis

Es wurden alle denkbaren Anstrengungen unternommen, um die Inhaber der Rechte an den abgebildeten Illustrationen und Fotografien ausfindig zu machen. Autor und Herausgeber entschuldigen sich für Auslassungen und Fehler, die in der nächsten Ausgabe korrigiert werden können.

o = oben, u = unten, M = Mitte, l = links, r = rechts

2 © Paolo Pellegrin/Magnum Photos
4–5 Universal Images Group/Getty Images
6–7 Courtesy Adrian Kantrowitz
8 Javier Larrea/Getty Images
9 Christopher Furlong/Getty Images
10 © Susan Meiselas/Magnum Photos
11 John Moore/Getty Images
12 David Joel/Getty Images
13 Jeff Smith/Getty Images
14 Nathan Benn/Corbis via Getty Images
15 Reuters/Faisal Al Nasser
16 Patricia de Melo Moreira/AFP/Getty Images
17 Anthony Kwan/Bloomberg via Getty Images
18–19 Wellcome Collection, London
20 l British Library, London
20 r Wellcome Collection, London
21 British Library, London/Diomedia
22 St. Johns 17 f.7v. St. John's College Library, Oxford,
23 British Library, London/© British Library Board. All Rights Reserved/Bridgeman Images
24 l Wellcome Collection, London
24 r Science Museum, London
25 Epiphanie Medicorum by Ullrich Pinder, 1506
26 Science Museum, London
27 Courtesy Historical Collections & Services, Claude Moore Health Sciences Library, University of Virginia
28 U.S. National Library of Medicine, Bethesda, MD
29 Wellcome Collection, London
30 Private collection. Photo Paul Louis. Courtesy Erasmus House, Brussels
32–33 Wellcome Collection, London
34 Universal Images Group/Christophel Fine Art/Diomedia
35 Florilegius/SSPL/Getty Images
36 The J. Paul Getty Museum, Los Angeles
37 l Jacob A. Riis/Getty Images
37 r Jacob A. Riis/Museum of the City of New York/Getty Images
38 Wellcome Collection, London
39 o Wellcome Collection, London
39 u Hulton-Deutsch Collection/Corbis via Getty Images
40–41 Die Aetiologie der Tuberkulose by Robert Koch. Published by August Hirschwald, Berlin, 1884
42–43 Wellcome Collection, London
44 Roger-Viollet/Topfoto
45 Otis Historical Archives, National Museum of Health and Medicine/Science Photo Library
46 Courtesy Adrian Kantrowitz
47 Courtesy Katrin DeBakey
48 Luca Sage/Getty Images
49 © Burt Glinn/Magnum Photos
50–51 © Peter van Agtmael/Magnum Photos
52 Courtesy Centre for Regenerative Medicine »Stefano Ferrari«, University of Modena and Reggio Emilia
53 Joel Prince for The Washington Post via Getty Images
54 l Ontario Pharmacists Association
54 r Meghan McCarthy/The Palm Beach Post via ZUMA Press Inc/Alamy Stock Photo
55 Cory Clark/NurPhoto via Getty Images
56 o Ahikam Seri/Bloomberg via Getty Images
56 u Jasper Juinen/Bloomberg via Getty Images
57 Tom Williams/Getty Images
59 World History Archive/Alamy Stock Photo
60 l DeAgostini/Getty Images
60 r J.L. Kemeny/ISM/Science Photo Library
61 Dr P. Marazzi/Science Photo Library
62 Ruaridh Connellan/Barcroft Images/Barcroft Media via Getty Images
64 BSIP/UIG via Getty Images
65 © Paolo Pellegrin/Magnum Photos
67 Zena Holloway/Getty Images
68 o imageBROKER/Alamy Stock Photo
68 u Christina Simons/Alamy Stock Photo
69 Reuters/Jianan Yu

70 Manuel Litran/Paris Match via Getty Images
72 Andrew Burton/Getty Images
73 Guillaume Souvant/AFP/Getty Images
74–75 Reuters/Toshiyuki Aizawa
76 Todd McBrayer
77 Frances Roberts/Alamy Stock Photo
78 Science Photo Library
79 Reuters/Carlos Garcia Rawlins
80 l Wellcome Collection, London
80 Ml Tonx
80 Mr WinterSilence
81 Radiological Society of North America
83 ol Pascal Guyot/AFP/Getty Images
83 or Franck Fife/AFP/Getty Images
83 ul Johannes Simon/DFL via Getty Images
83 ur Michele Liminal/AFP/Getty Images
84 Reuters/Clodagh Kilcoyne
85 l Waldo Swiegers/Bloomberg via Getty Images
85 r Cellou Binani/AFP/Getty Images
86 Alexia Fodere/Barcroft Images/Barcroft Media via Getty Images
87 o Fatemeh Bahrami/Anadolu Agency/Getty Images
87 u Reuters/Nir Elias
89 o Junko Kimura/Getty Images
89 u Johnce/Getty Images
90 Guillermo Arias/Bloomberg via Getty Images
91 Jerry Redfern/LightRocket via Getty Images
92 BSIP/UIG via Getty Images
93 Andrea Bucci/The LIFE Images Collection/Getty Images
94 Alexey Sazonov/AFP/Getty Images
95 Vlada Krassilnikova/Paris Match Via Getty Image
96 BSIP SA/Alamy Stock Photo
97 Florian Gaertner/Photothek via Getty Images
98–99 l Messe Düsseldorf/ctillmann
100–101 Reuters/Mario Anzuoni
102 Reuters/Christine Grunnet
103 Reuters/Amir Cohen
104 Jonny Banger (Sports Banger)
105 Reuters/Mike Blake
106 Reuters/David Gray
107 Reuters/Danish Siddiqui
108 Data Source: Global Health Observatory, WHO Map Production; Public Health Information and Geographic Information Systems (GIS) World Health Organization. © 2012. All rights reserved
109 Data Source: Global Health Observatory, WHO Map Production; Public Health Information and Geographic Information Systems (GIS) World Health Organization. © 2013. All rights reserved
110 Reuters/Issei Kato
111 Ko Sasaki
113 Courtesy Ian Hughes
114 l Military History Collection/Alamy Stock Photo
114 m, r Wellcome Collection, London
115 U.S. National Library of Medicine, Bethesda, MD
116 Reuters/Lucy Nicholson
117 Vespasian/Alamy Stock Photo
118–119 Reuters/Lucy Nicholson
120 Courtesy Carys Norfor
121 o Kate Green/Anadolu Agency/Getty Images
121 u Avpics/Alamy Stock Photo
122 The Times/Morten Morland/News Licensing
123 David Sillitoe for the Guardian
125 l U.S. National Library of Medicine, Bethesda, MD
125 r Reuters/Str Old
126 Spencer Platt/Getty Images
127 Seyllou/AFP/Getty Images
128–129 © Paolo Pellegrin/Magnum Photos
130 Maximilian Stock Ltd./Getty Images
131 Adam Berry/Getty Images
132 Reuters/Wolfgang Rattay
133 l Philippe Lopez/AFP/Getty Images
133 r Geoffroy van der Hasselt/AFP/Getty Images
134 Yasuyoshi Chiba/AFP/Getty Images
135 Reuters/Lucy Nicholson

Cover: *vorn* Wavebreak Media Ltd/123rf.com; (back) Martin Barraud/Getty Images

Register

Verweise auf Abbildungen sind **fett** gedruckt.

Dank

Der Autor dankt seinem alten Freund Matthew Taylor für die zündende Idee, für zahlreiche Anregungen und wertvolle Unterstützung. Vielen Dank an Becky Gee und Jane Laing, meine geduldigen Lektorinnen, sowie an Phoebe Lindsley und Tristan de Lancey für das gelungene Layout und die gute, provokante Bildauswahl. Besonderen Dank an Imelda und meine Jungs Finlay und Dominic für ihre grenzenlose Geduld und gute Laune.

DK | Penguin Random House

Published by arrangement with
Thames & Hudson Ltd, London,
IS MEDICINE STILL GOOD FOR US?

General Editor Matthew Taylor
Text by Julian Sheater
This edition first published in Germany in 2020 by
Dorling Kindersley Verlag GmbH, München

Für die deutsche Ausgabe:
Programmleitung Monika Schlitzer
Redaktionsleitung Dr. Kerstin Schlieker
Projektbetreuung Carola Wiese
Herstellungsleitung Dorothee Whittaker
Herstellungskoordination Ksenia Lebedeva
Herstellung Christine Rühmer

Übersetzung Wiebke Krabbe
Lektorat Brigitte Rüßmann, Wolfgang Beuchelt
(Scriptorium-Köln)

ISBN 978-3-8310-3879-4

Druck und Bindung DZS-Grafik, Slowenien

www.dorlingkindersley.de